健康中国医学科普融媒体出版项目（第一辑）

甲状腺疾病饮食调控

吴高松　卢　芳○主编

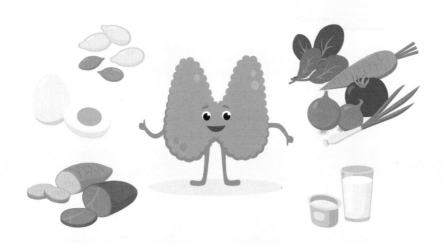

长江出版传媒
湖北科学技术出版社

图书在版编目（CIP）数据

甲状腺疾病的饮食调控 / 吴高松，卢芳主编 .—武汉：湖北
科学技术出版社 ,2023.10

健康中国医学科普融媒体出版项目 . 第一辑

ISBN 978-7-5706-2687-8

Ⅰ . ①甲… Ⅱ . ①吴… ②卢… Ⅲ . ①甲状腺疾病—
食物疗法 Ⅳ . ① R247.1

中国国家版本馆 CIP 数据核字 (2023) 第 128156 号

甲状腺疾病的饮食调控

JIAZHUANGXIAN JIBING DE YINSHI TIAOKONG

策　　划：冯友仁		责任校对：童桂清	
责任编辑：徐　丹　陈中慧　王子依		封面设计：张子容	

出版发行：湖北科学技术出版社

地　　址：武汉市雄楚大街 268 号（湖北出版文化城 B 座 13—14 层）

电　　话：027-87679468　　　　　　　　　　　邮　　编：430070

印　　刷：湖北新华印务有限公司　　　　　　　邮　　编：430035

880×1230　　　　1/32　　　　4 印张　　　4 插页　　　110 千字
2023 年 10 月第 1 版　　　　　　　　　2023 年 10 月第 1 次印刷
定　　价：35.00 元

《甲状腺疾病的饮食调控》

编委会

主　编　吴高松　武汉大学中南医院

　　　　卢　芳　武汉大学中南医院

副主编　褚文丽　武汉大学中南医院

　　　　罗　旋　武汉大学中南医院

　　　　李　璇　武汉大学中南医院

编　委（按姓氏拼音排序）

　　　　陈凤琦　武汉大学中南医院

　　　　陈　茜　孝感市中心医院

　　　　程　晖　武汉大学中南医院

　　　　程玉萍　武汉大学中南医院

　　　　戴淑娟　武汉大学中南医院

　　　　龚爱云　武汉市第一医院

　　　　郭占琴　武汉大学中南医院

　　　　韩　琪　武汉大学中南医院

　　　　何玉琨　武汉大学中南医院

　　　　胡　梅　武汉大学中南医院

　　　　胡雅琴　荆州市中心医院

　　　　黄　琦　武汉大学人民医院

　　　　黄若兰　武汉大学中南医院

　　　　刘佳铭　武汉大学人民医院

　　　　刘茜茜　武汉大学中南医院

刘巧云　鄂州市中心医院

刘思奇　武汉大学中南医院

刘雨晨　武汉大学中南医院

卢　琴　荆门市中心医院

潘　虹　武汉市中心医院

彭莉娜　深圳市龙华区妇幼保健院

汪金凤　宜昌市中心人民医院

王　蓓　武汉大学中南医院

王高洁　武汉大学中南医院

王　敏　武汉大学中南医院

王　珊　武汉市第一医院

夏红霞　襄阳市中心医院

肖金玲　宜昌市中心人民医院

晏　茜　武汉大学中南医院

杨　澜　武汉大学中南医院

杨淑红　武汉大学人民医院

杨　侠　武汉市第一医院

余　晖　武汉大学中南医院

钟亚春　武汉市第一医院

周　静　黄石市中心医院

周　瑞　武汉大学中南医院

主编简介

吴高松 美国约翰斯·霍普金斯大学博士后。武汉大学中南医院甲状腺乳腺外科主任。教授，博士研究生导师。

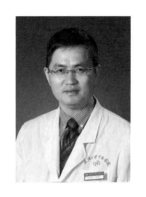

中国医疗保健国际交流促进会循证医学分会乳腺甲状腺疾病学部主任；中国研究型医院学会甲状腺手术学组副组长。湖北省乳腺甲状腺学会会长兼理事长；湖北省乳腺甲状腺学会甲状旁腺分会主任委员；湖北省乳腺甲状腺学会乳腺炎性疾病分会主任委员。武汉医学会甲状腺乳腺疾病分会主任委员。

以第一完成人获中华医学科技奖、湖北省科学技术进步奖一等奖等多种奖项；发表 SCI 论文 100 余篇。改进多项乳腺、甲状腺、甲状旁腺外科临床实践技术。

卢　芳　主管护师，武汉大学中南医院甲状腺乳腺外科护士长、伤口造口护理小组组长，从事临床护理、护理管理及教学工作近30年。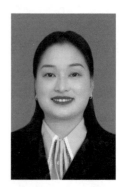

湖北省乳腺甲状腺学会副秘书长、理事、护理分会主任委员，湖北省抗癌协会乳腺癌专业委员会乳腺癌康复护理学组副组长，湖北省乳甲外科医疗质量控制中心护理质量安全管理小组副组长，湖北省临床肿瘤学会护理专家委员会伤口造口失禁护理专业委员会副主任委员，湖北省科学技术协会委员。

发表论文20余篇（第一作者），主编专著2部，作为副主编参编专著2部，作为编委参编专著2部、教材3部（其中包括中华护理学会专科护士培训教材《伤口造口失禁专科护理》）。

前 言

甲状腺，形似蝴蝶，位于喉结下方 2～3cm 处，是人体最大的内分泌器官，也被形象地称为全身新陈代谢的"发动机"。甲状腺可以储存、分泌多种甲状腺激素，促进机体新陈代谢和生长发育，并调节全身各系统的功能。身体发热、出汗就是甲状腺激素在起作用。

近年来，随着大众健康体检意识的增强，以及在医疗技术手段的进步与创新等多种因素影响下，甲状腺疾病在全球范围内的检出率和发病率都呈逐年上升趋势。

尽管甲状腺疾病发病率高，但其发病隐匿，公众对该疾病的知晓率偏低、整体规范治疗率较低，以致公众预防意识不足，甚至出现延误治疗的情况。

饮食是健康的基础，长期不良的饮食习惯将进一步加剧甲状腺的压力，诱发甲状腺疾病。而对于这种影响周期长、危害性高的慢性病，在患病期间，合理饮食也成为一项重要课题。

"健康知识普及行动"被"健康中国行动"列为 15 个专项行动之首。围绕这项工作，本书旨在帮助读者更好地了解甲状腺疾病的基本常识，知道如何通过"吃好""吃对"来维持甲状腺的健康，或者辅助身体更好地应对甲状腺疾病。

结合医务工作者的医疗实践，本书针对甲状腺常见的几种疾病，如甲状腺功能亢进、甲状腺功能减退、甲状腺炎、甲状腺结节、甲状腺癌等，给予饮食调控的指导和建议，以辅助治疗。

饮食调控只是一种辅助手段。一旦发现有发生甲状腺疾病的迹象，必须及时就医，遵从医嘱，避免延误治疗。

希望通过本书的阅读，各位读者能够更深入地了解甲状腺及相关疾病，也能更好地践行科学食谱及健康的生活方式，享受有活力、温馨、美好的时光。

吴高松

2023 年 4 月

目 录

第一章 了解你的甲状腺

一、甲状腺是什么？

甲状腺是人体内分泌系统中能产生甲状腺激素的腺体器官。它生长在人颈部气管的前面，呈棕红色，为"H"形，重约 25g，由左右两叶、峡部及锥状叶组成，形似古代武士打仗用的盾甲，故被称为甲状腺。

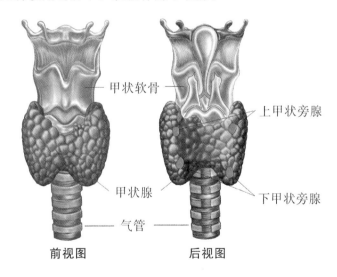

甲状软骨		上甲状旁腺
甲状腺		下甲状旁腺
气管		

前视图　　　　　　后视图

二、甲状腺的作用有哪些？

甲状腺的主要作用是合成甲状腺激素，分泌并向机体释放甲状腺激素。甲状腺激素的主要作用是促进机体新陈代谢，增强人的智力；对于骨骼和神经系统的发育也有较大的影响。如果甲状腺激素分泌减少，会造成甲状腺功能减退；如果分泌过多，会造成甲状腺功能亢进。

三、甲状腺分泌哪几种激素？

甲状腺主要分泌甲状腺素（T_4）、三碘甲状腺原氨酸（T_3）和反三碘甲状腺原氨酸。

（1）甲状腺素：由甲状腺分泌产生，需要转化为 T_3 才能起作用，增多多见于甲状腺功能亢进，减少多见于甲状腺功能减退。妊娠期女性、新生儿等，亦可出现一过性甲状腺素升高的情况。

（2）三碘甲状腺原氨酸：由甲状腺滤泡细胞合成及分泌的激素，增多多见于甲状腺功能亢进、缺碘性的甲状腺肿，减少则见于甲状腺功能减退等。

（3）反三碘甲状腺原氨酸：属于甲状腺素脱碘而生成的产物，增多多见于甲状腺功能亢进、亚急性甲状腺炎，严重的全身性疾病，而减少则见于甲状腺功能减退（垂体性）。

四、甲状腺激素水平是如何测定的？

需要抽血检验来测定甲状腺激素水平，无须空腹。如果正在服用左甲状腺素钠片，建议抽血后再服药，因为药物可能会影响抽血结果。若抽血前服用了左甲状腺素钠片，建议之后每次复查抽血前都服用左甲状腺素钠片，保证前后一致才能更好地去调整左甲状腺素钠片剂量，维持体内甲状腺激素水平的稳定。

五、甲状腺激素水平受哪些因素影响？

怀孕、垂体疾病、大量失血、碘摄入不当、甲状腺疾病、神经疾病、精神疾病、环境污染等都可能影响甲状腺激素水平。

六、甲状腺对人体代谢有什么影响？

甲状腺功能失常会直接反映在人体的新陈代谢上，从而引起多种疾病，如月经紊乱、疲惫、体温失调、睡眠紊乱等。甲状腺素可以促进蛋白质的合成，使机体处于正常的平衡状态，能够增强胃肠道对糖的吸收，并促进糖异生及肝糖原合成。如果出现甲状腺功能亢进，就有可能形成糖尿病。甲状腺素还可以减少脂肪的储存，对胆固醇、磷脂、三酰甘油的合成、分解产生有利的影响。

七、甲状腺对人的生长发育有什么影响？

甲状腺激素具有促进组织分化、生长与发育成熟的作用，是维持正常生长与发育不可缺少的激素，特别对大脑和骨骼的发育尤为重要。

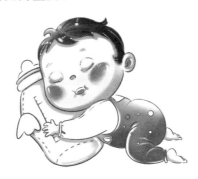

（1）大脑：甲状腺激素是胎儿和新生儿大脑发育的关键激素。在胚胎期，甲状腺激素可以促进神经元的增殖和分化，促进神经生长因子和某些酶的合成，还能促进神经元骨架的发育。

（2）骨骼：甲状腺激素和生长激素具有协同作用，具有调节儿童生长发育的作用。甲状腺激素可以刺激骨化中心的发育和成熟，使软骨骨化，促进长骨和牙齿的生长。甲状腺功能减退的儿童，表现为以智力迟钝、身体矮小为特征的呆小症（克汀病）。

第二章 甲状腺疾病的检查

一、常见的甲状腺疾病有哪些?

(1) 甲状腺炎。

(2) 甲状腺结节 (可分为良性和恶性)。

(3) 甲状腺功能亢进 (简称甲亢)。

(4) 甲状腺功能减退 (简称甲减)。

二、做什么检查可以发现甲状腺结节?

(一) 甲状腺超声检查

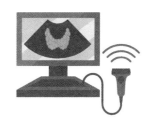

超声检查能发现直径 1mm 的结节,还可以帮助医生判断结节的良恶性。辨别结节的良恶性,重点看边界、回声、是否钙化、血流信号、纵横比这几项。结节边缘不规则、低回声结节、内部有微小钙化、结节内血流信号分布紊乱、纵横比>1 均为恶性结节的征象。但是单独一项征象还不足以诊断恶性病变,恶性征象具备越多,诊断符合率越高。

(二) 甲状腺功能测定

甲状腺功能测定是临床评估甲状腺疾病最常用的检测指标,用来判断患者甲状腺功能有无异常。

（三）发射计算机断层显像检查

发射计算机断层显像检查，即 ECT 检查，是可用于评价碘在正常甲状腺组织、甲状腺异常组织内部吸收情况的一种检查。放射性药物进入人体后，会在脏器内外及病变部位和正常组织之间形成放射性浓度差异，检测这种放射性浓度差异是判断疾病的一种方法。ECT 检查不但能对甲亢或甲减做出评价，对单纯性甲状腺肿、甲状腺结节、甲状腺腺瘤、甲状腺囊性腺瘤及甲状腺癌的结构改变也能做出合理的评价。ECT 检查既能了解甲状腺功能，又能了解甲状腺的结构，也就是说此项检查可以对甲状腺的功能和结构同时做出评判。

（四）甲状腺结节穿刺活检

甲状腺结节穿刺活检是通过细针穿刺抽吸适量甲状腺组织标本，做细胞病理学检查的诊断方法，是目前区分甲状腺结节良、恶性最有效的诊断方法，可显著减少不必要的手术。当 B 超怀疑结节是恶性，或者低回声实性结节直径＞1cm，才需要做这项检查。

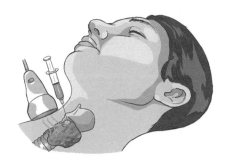

（五）血清降钙素测定

血清降钙素测定主要是检查患者血钙的含量。降钙素的合成和分泌受血钙浓度的影响。血清降钙素是诊断和监测甲状腺髓质癌的特异且敏感的肿瘤标志物。

血清降钙素水平降低可能是由于甲状腺先天发育不全或甲状腺被全切除等。

三、甲状腺功能指标有哪些？

甲状腺功能指标见表 2-1。

表 2-1　甲状腺功能指标

甲状腺功能指标	全称	"出产地"
TSH	促甲状腺激素	垂体
T_3	三碘甲状腺原氨酸	甲状腺
FT_3	游离三碘甲状腺原氨酸	甲状腺
T_4	甲状腺素	甲状腺
FT_4	游离甲状腺素	甲状腺
TPO-Ab	甲状腺过氧化物酶抗体	人体的免疫系统
TgAb	甲状腺球蛋白抗体	人体的免疫系统

四、甲状腺功能指标的正常范围是多少？

TSH：$0.3 \sim 4.6 \mu IU/ml$。

T_3：$1.54 \sim 3.08 pmol/L$。

FT_3：$3.21 \sim 6.5 pmol/L$。

T_4：$65 \sim 156 pmol/L$。

FT_4：$10.2 \sim 21.88 pmol/L$。

TPO-Ab：$0 \sim 16 IU/ml$。

TgAb：$0 \sim 72 IU/ml$。

五、怎样看懂甲状腺功能指标？

TSH、T_3、T_4、FT_3、FT_4 这五项实验室检查是甲亢或甲减的重要指标。

TPO-Ab、TgAb 可以查明甲状腺细胞有无自身免疫敏感性的特征，可以确诊患者是不是患有自身免疫系统疾病。

甲亢：T_3、T_4、FT_3、FT_4 升高，TSH 下降。

甲减：T_3、T_4、FT_3、FT_4 下降，TSH 升高。

亚甲亢：T_3、T_4、FT_3、FT_4 正常，TSH 下降。

亚甲减：T_3、T_4、FT_3、FT_4 正常，TSH 升高。

桥本甲状腺炎：TPO-Ab、TgAb 升高。

需要注意的是，这几项指标不一定会同时升高或降低，但如果出现了甲亢或甲减，一定是某项指标出现了异常。

第三章　了解甲状腺炎

一、甲状腺炎是什么？

甲状腺炎是一组累及甲状腺的异质性疾病，泛指甲状腺发生的炎症。

按起病快慢分为急性化脓性甲状腺炎、亚急性甲状腺炎和慢性甲状腺炎。

亚急性甲状腺炎分为亚急性肉芽肿性甲状腺炎（又称亚甲炎）、亚急性淋巴细胞性甲状腺炎（又称无痛性甲状腺炎），后者进一步分为散发性甲状腺炎和产后甲状腺炎。

慢性甲状腺炎分为慢性淋巴细胞性甲状腺炎（桥本甲状腺炎）和慢性纤维性甲状腺炎。

二、为什么会发生甲状腺炎？

产生甲状腺炎的因素：自身免疫异常、病毒感染、细菌感染、真菌感染、慢性硬化、放射损伤或其他机体创伤等。

三、甲状腺炎有哪些表现？

甲状腺肿大、疼痛，甲状腺功能变化引起的甲亢、甲减的症状。

四、什么是桥本甲状腺炎？

桥本甲状腺炎最初是由日本学者桥本策在 1912 年首次报道，距今已有 100 多年，学名叫慢性淋巴细胞性甲状腺炎，是一种以自身甲状腺组织为抗原的慢性自身免疫性疾病。

然而，此"炎"非彼"炎"，与扁桃体炎、急性阑尾炎（主要表现的症状：红、肿、热、痛）是不一样的，此"炎"，不是外界原因所导致的炎症，它是一种自身免疫性疾病。

五、为什么会发生桥本甲状腺炎？

桥本甲状腺炎的病因尚未明确，通常认为由遗传、免疫及环境因素相互作用而发病。

1. 基本病因

免疫系统产生攻击甲状腺的自身抗体，部分甲状腺滤泡细胞被破坏，导致甲状腺激素分泌不足，未被破坏的甲状腺滤泡细胞为了维持机体的正常功能，代偿性增生以产生更多的甲状腺激素。

2. 引起机体自身免疫的因素

（1）细胞免疫：机体产生干扰素、白介素、肿瘤坏死因子等细胞因子参与诱导细胞凋亡，破坏甲状腺组织。

（2）体液免疫：抗甲状腺过氧化物酶抗体可通过抗体依赖性细胞介导的细胞毒作用和补体介导的细胞毒作用破坏甲状腺组织。

（3）伴有其他自身免疫病：如果患类风湿关节炎、艾迪森病、1 型糖尿病、系统性红斑狼疮等，其致病相关的自身免疫因素也可能对甲状腺组织产生免疫攻击。

（4）诱发因素：①遗传。桥本甲状腺炎是一种多基因遗传疾病。人类白细胞抗原（HLA）相关基因是最早被确认的易感基因。②碘摄入过量。③暴露于过量环境辐射中。④一些细菌和病毒感染。⑤硒缺乏。硒与甲状腺疾病密切相关，硒缺乏会影响机体的免疫功能。

六、桥本甲状腺炎有哪些表现？

桥本甲状腺炎起病隐匿、发展缓慢、病程较长。疾病早期可无典型临床症状，进展时会出现甲状腺肿大和甲减症状。

（1）70％的患者因甲状腺肿大而就诊。

（2）20％～30％的患者首次就诊即表现为甲减或在疾病后期发展为甲减。低代谢人群易疲劳、怕冷、体重增加、行动迟缓，体温可较常人偏低。

（3）精神神经系统症状：轻者出现记忆力、计算力、理解力和注意力减退。重者可表现为痴呆、幻想、木僵、昏睡或惊厥。

（4）皮肤改变：颜面水肿、表情呆板、鼻/唇增厚，毛发干燥稀疏，指甲厚而脆、表面常有裂纹。

（5）消化系统病变：食欲减退、便秘等。

（6）心血管系统病变：心率减慢、心排血量减少等。

第四章　了解甲状腺结节

一、甲状腺结节是什么？

甲状腺结节是指甲状腺腺体上长出的肿物，结节可单发或多发，可因吞咽动作随甲状腺而上下移动。可由多种病因引起，女性多见于男性，男女比约为1∶3.83。

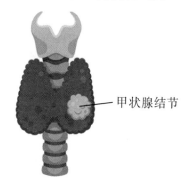

甲状腺结节

二、为什么会产生甲状腺结节？

（1）环境因素：长期接触放射线是产生甲状腺结节的重要致病因素之一。

（2）碘摄入量：碘摄入量过高或过低均会促使甲状腺结节的发生，而碘过量较碘缺乏更易诱发该病。

（3）自身免疫异常：有自身免疫性甲状腺炎的患者，发生甲状腺结节的概率更高。

（4）遗传因素：甲状腺结节患者多有相关家族史。

三、甲状腺结节有哪些表现？

大部分人无明显症状，在彩超体检时发现；少部分人结节较大可能出现以下表现。

（1）疼痛：有些患者会出现结节周围疼痛、咽喉部异物感。

（2）水肿：部分恶性甲状腺结节患者可能会出现颈部水肿。

（3）压迫症状：当结节压迫周围组织时，会出现相应的压迫症状。压迫气管时出现呼吸不畅、咳嗽、运动后气喘，严重者可出现呼吸困难；压迫食管出现吞咽困难；压迫喉返神经则引起声音嘶哑或者失声。

第五章　了解甲亢

一、甲亢是什么？

甲亢即甲状腺功能亢进，是甲状腺腺体产生甲状腺激素过多而引起的甲状腺毒症，导致身体代谢活动加快，神经系统、循环系统、消化系统等系统兴奋性增高和代谢亢进的临床综合征。

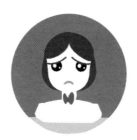

二、为什么会发生甲亢？

甲亢的病因很多，最常见的是 Graves 病（毒性弥漫性甲状腺肿），还包括多结节性毒性甲状腺肿、甲状腺自主高功能腺瘤、散在性或家族性非自身免疫性甲亢、碘甲亢、人绒毛膜促性腺激素（hCG）相关性甲亢、垂体促甲状腺激素（TSH）瘤甲亢和新生儿甲亢、遗传因素、精神因素、自身免疫性疾病等。

三、甲亢有哪些表现？

（1）高代谢综合征：是最常见的临床表现，包括乏力、怕热、多汗、皮肤温暖、潮湿、低热、体重下降等。

（2）神经系统表现：易激惹、失眠、紧张、焦虑、烦躁，常常注意力不集中。伸舌或双手平举可见细震颤、腱反射活跃。

（3）眼部表现：一类为非浸润性（单纯性）突眼，病因与甲状腺毒症所致的交感神经兴奋性增高有关，主要表现为眼球轻度突出，可见眼裂增宽、瞬目减少等眼征。

另一类为浸润性突眼，即 Graves 眼病，病因与眶后组织的炎症反应有关。最主要的临床表现为双眼球明显突出。

（4）甲状腺表现：Graves 病患者甲状腺多呈弥漫性肿大，质地软或坚韧，无压痛，上、下极可触及震颤，闻及血管杂音；结节性毒性甲状腺肿患者可触及甲状腺结节性肿大；甲状腺自主性高功能腺瘤患者可扪及孤立结节。

（5）心血管系统表现：常见的临床表现为心悸、气促，活动后加剧；也可出现心率增快、心尖部第一心音亢进，可闻及收缩期杂音。心律失常以房性期前收缩为最常见，也可见室性或交界性期前收缩、阵发性或持续性心房颤动。严重者可发生心肌缺血、心脏增大、心力衰竭。

（6）消化系统表现：常表现为食欲亢进、大便次数增多或腹泻、肠鸣音活跃。少数患者可出现恶心、呕吐等症状，或出现转氨酶升高、黄疸等肝功能异常表现。

（7）血液系统表现：部分患者有轻度贫血，外周血白细胞和血小板计数可有轻度降低。

（8）胫前黏液性水肿：是 Graves 病的特征性皮肤表现，

发生率大约为 5%。常见于胫骨前下 1/3 部位，皮损多为对称性，早期皮肤增厚、变粗、毛囊角化，可见广泛大小不等的红褐色或暗紫色突起不平的斑块或结节，后期皮肤呈橘皮或树皮样，可伴继发性感染和色素沉着。

（9）内分泌系统表现：女性常表现为月经量减少、周期延长，甚至闭经。男性可出现乳房发育、阳痿等症状。由于骨代谢转换加速，可引起低骨量或骨质疏松症。亢奋、突眼、易激动、心慌气短、思想不集中、记忆力减退、食量增加却日渐消瘦。

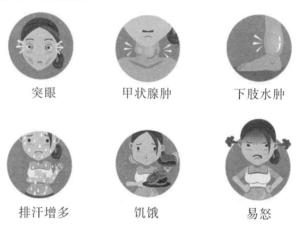

突眼　　　　甲状腺肿　　　　下肢水肿

排汗增多　　　饥饿　　　　易怒

四、如何进行甲亢的鉴别诊断？

1. 病史

了解患者既往是否有 Graves 病史，近期是否有上呼吸道感染病史。如果患者有"Graves 甲亢"病史，甲状腺素升高，很可能是甲亢复发。如果患者近期曾有上呼吸道感染，甲状腺素升高同时伴有发热及甲状腺疼痛，很可能是患上早期亚急性甲状腺炎。

2. 临床表现

一般说来，"真甲亢"患者高代谢及神经兴奋症状（如多食、消瘦、心慌、出汗、易激动、失眠等）较重，病程较长；"假甲亢"患者高代谢症状不明显或相对较轻，症状多呈一过性，且常伴有甲状腺局部疼痛或触痛（如亚急性甲状腺炎）。

3. 化验检查

甲状腺自身抗体〔主要包括 TRAb（促甲状腺激素受体抗体）、TPO-Ab、TgAb〕、红细胞沉降率（ESR）等也可作为辅助的鉴别诊断指标。例如，如果患者 TRAb 呈阳性，TPO-Ab、TgAb 轻度升高，可能患 Graves 病；如果患者 TPO-Ab、TgAb 显著升高，而 TRAb 阴性，可能患桥本甲状腺炎；如果患者 TRAb、TPO-Ab、TgAb 都正常，但 ESR 显著增快（>50mm/h），可能患亚急性甲状腺炎。

4. 摄碘功能

"真甲亢"患者的甲状腺摄碘功能显著增强，"假甲亢"患者的甲状腺摄碘功能明显降低。因此，临床上可以通过"甲状腺核素扫描"或"甲状腺摄^{131}I 率检查"对甲亢的"真假"加以鉴别。

5. 甲状腺彩超

可以了解甲状腺有无肿大、结节以及血流情况，如果甲状腺弥漫性增大且血流异常丰富，则支持"Graves 甲亢"的诊断。因此，临床在诊断甲亢时，仅凭化验甲状腺功能还不够，还要结合患者的病史、甲状腺自身抗体、摄碘率、核素扫描及甲状腺 B 超等相关检查，排除"破坏性甲状腺毒症"，以最终明确甲亢的病因及类型。

五、甲亢有哪些类型？

甲亢分类困难，目前没有明确的甲亢分类。临床上最常见的是根据病变的部位将甲亢分为原发性甲亢和继发性甲亢，或者是根据患者的甲状腺功能亢进程度分为临床和亚临床甲亢。

（一）根据病变的部位分类

1. 原发性甲亢

指病变部位在甲状腺所致的甲亢。Graves 病、多结节性毒性甲状腺肿、高功能腺瘤所致的甲亢都属于原发性甲亢。由于甲状腺合成甲状腺激素增多，反馈抑制垂体分泌TSH，所以血中 TSH 水平降低。

2. 继发性甲亢

较少见，指由于垂体分泌 TSH 增多，进而刺激甲状腺产生过多甲状腺激素所致的甲亢。

（二）根据程度分类

1. 临床甲亢

指 TSH 水平低于正常范围，而 T_3 和 T_4 水平升高，往往表现出典型的甲亢症状。

2. 亚临床甲亢

指血清 TSH 水平低于正常范围或不可测出，但 T_3 和 T_4 水平在正常范围，无或伴有轻微的甲亢症状。

六、甲亢有哪些诱发因素？

1. 家族或遗传因素

有报道称，1/5～1/4 的甲亢患者中其近亲也患过此病，或许相同的生活环境和遗传背景与其家族性有关。

2. 女性

女性体内的雌激素可上调腺垂体细胞的促甲状腺激素释放激素（TRH）受体，促进 TSH 的分泌，从而诱发甲亢。

3. 自身免疫疾病史

自身免疫疾病可诱发甲亢。

4. 剧烈的精神刺激

部分患者在临床症状出现前，有明显的精神刺激或精神创伤史，如忧虑、悲伤和惊恐等。剧烈的精神刺激可使甲状腺功能异常，减少的肾上腺皮质激素不能有效抑制甲状腺分泌，从而导致甲亢的发生。

七、脖子粗就是甲亢吗？

脖子粗不一定是甲亢，可能由肥胖、甲状腺腺瘤、甲状腺肿等导致。其中甲状腺肿是良性甲状腺上皮细胞增生所导致的甲状腺肿大，单纯性甲状腺肿不伴有甲状腺功能异常，最常见的原因为碘缺乏。碘缺乏可造成甲状腺激素合成不足，导致 TSH 分泌增多，进而刺激甲状腺细胞增生肥大，长期 TSH 刺激下甲状腺发生肿大。甲状腺肿的患病率和甲状腺体积增大的程度，随碘缺乏程度的加大而加重。补碘后甲状腺肿的患病率明显下降，建议成年人每天碘的摄入量为 $120\mu g$。

八、眼球突出就是甲亢吗？

甲亢患者大部分会合并有眼球突出，但是其他的一些疾病也会有眼球突出的体征。患者出现眼球突出时要结合自身是否合并有高代谢症状，如怕热、多汗、多食、易饥、体重下降、脾气暴躁、大便次数增多等症状，以及是否有甲亢的家族病史等。如果有这些情况需要考虑是否合并有甲亢并到医院进一步检查。

如果检查提示有甲亢，一般需要积极进行治疗。眼睛突出还应考虑是否有眼部疾病、眶周疾病、局部血管疾病或颅内肿物等，高度近视也会导致眼球突出。如果患者出现眼球突出，需根据其年龄、性别及全身情况综合选择诊疗方法。如果患者为年轻女性，需排除甲状腺相关性眼病，然后排除眼眶肿瘤以及炎症。

九、甲亢为什么会引起心脏病？

甲亢可引发心脏的异常，但不少甲亢患者可同时伴有原来已经存在的心脏病，如动脉硬化性心脏病、高血压心脏病、风湿性心脏病以及先天性心脏病等。此外，感染可以是引起甲亢心脏病的一个诱因。

（一）主要病因

1. 甲状腺激素对心脏的作用

1）甲状腺素对心脏的间接作用

甲亢时甲状腺激素分泌过多，造成代谢亢进、机体耗氧量增加、产热过多，血流动力学随之发生明显改变以适应高代谢状态。可使皮肤毛细血管扩张，全身循环血容量可增加 10％以上；血流速度加快、静脉回流量增加，因而心脏负荷量大大增加。心脏长期持续性负荷过重，功能和形态均发生异常改变，出现代偿性心脏肥大，最后导致心衰。主要是右心衰竭常见，原因是回心血量增多，肺动脉及右心室压力显著增加，加之右心室心肌储备能力较左心室差。

2）甲状腺激素对心脏的直接作用

（1）心肌细胞膜内侧面有甲状腺素受体，甲状腺素可直接作用于心肌，加速心肌代谢和耗氧过程；增加心肌细胞钙的储存，使心肌纤维中磷酸根离子、肌酸、钙离子浓度增加，钾离子浓度降低，各种心肌纤维不应期缩短，兴奋阈降低，这是甲亢患者发生房颤和其他心律失常的一个原因。

（2）心肌代谢过程改变，甲状腺激素可激活心肌细胞上三磷酸腺苷酶，使环磷酸腺苷增加，激起类儿茶酚胺的作用，增加心脏β受体对儿茶酚胺的敏感性。对缺氧的敏感性升高，导致冠状动脉痉挛、短暂性栓塞及微循环障碍等，是造成心绞痛的主要因素。

（3）甲状腺素的直接作用可使心脏活动加强，即心率加快、心肌收缩力增强和心肌耗氧量增加。这在初期具有适应的意义，但由于心率持续地加速（包括在休息状态下），心脏舒张期明显缩短，心肌恢复不完全，长期处于疲劳状态，使心肌对心肌缺氧敏感性增加，造成心肌收缩力减退。久之则心脏储备能力耗竭，可发生心力衰竭。

（4）甲状腺激素作用于心肌，可引起一定的病理性改变，如心肌内可见到淋巴细胞与嗜酸性粒细胞浸润、脂肪浸润，纤维变性，甚至局灶性缺血坏死，称之为甲亢性心肌病。这些病理改变会造成甲亢性心脏病，尤其是心律失常或传导异常的原因之一。

2. 肾上腺素能活性增强

甲亢患者均有肾上腺素能和儿茶酚胺敏感性增加，可出现心动过速及心律失常等。

（二）诱发因素

（1）环境因素：多种环境因素可能会导致甲亢性心脏病发病，如创伤、精神刺激、病毒感染等。虽然不少甲亢性心脏病的诱发主要与本身免疫、遗传要素有关，但是否发病和环境要素有密切关系。

（2）免疫力低下：临床上80％以上的甲亢是 Graves 病引起的。Graves 病是自身免疫病，感染和免疫力低下也会引起甲亢性心脏病的发作。

十、甲亢危象是什么？

甲亢在病情没有被控制的情况下，由于一些应激的激发因素，使甲亢病情突然加重，出现了严重的危及患者健康和生命的状态，医学上叫作甲状腺危象，或简单称作甲亢危象。本病是甲状腺毒症病情的极度增重并危及患者生命的严重合并症，本病不常见，但病死率很高。

十一、甲亢危象的病因有哪些？

多数甲亢危象发生有一定诱发因素，主要有应激刺激，如急性感染、精神刺激、外伤手术、急性心肌（或其他内脏）梗死、糖尿病酮症酸中毒等。

十二、甲亢危象的临床表现有哪些？

1. 典型的甲亢危象

（1）高热：体温急骤升高，高热常在39℃以上，大汗淋漓，皮肤潮红，继而可汗闭，皮肤苍白和脱水。高热是甲亢危象的特征表现，是与重症甲亢的重要鉴别点。使用一般解热措施无效。

（2）心血管系统：脉压明显增大，心率显著增快，超过 160 次/min。患者易出现各种快速心律失常，如期前收缩，房性心动过速，阵发性及持续性心房颤动，其中以期前收缩及心房颤动为多见。另外心脏增大甚至发生心力衰竭也较常见。如果患者出现血压下降，心音减弱及心率慢，说明患者心血管处于严重失代偿状态，预示已发生心源性休克。不少老年人仅有心脏异常，尤以心律失常为突出表现。

（3）消化系统：食欲极差。恶心、呕吐频繁，腹痛，腹泻。有些老年人以消化系统症状为突出表现。

（4）中枢神经系统：精神神经障碍、焦虑、烦躁、嗜睡，最后陷入昏迷。

2. 先兆危象

由于危象期死亡率很高，常死于休克、心力衰竭。为及时抢救患者，临床提出危象前期或先兆危象的诊断。

先兆危象：①体温在 38～39℃；②心率在 120～159 次/min，也可有心律不齐；③食欲不振，恶心，大便次数增多，多汗；④焦虑、烦躁不安，危象预感。

3. 不典型甲亢危象

不典型甲亢或原有全身衰竭、恶病质的患者。危象发生时常无上述典型表现，可只有下列某一系统表现。

（1）心血管系统：心房纤颤等严重心律失常或心力衰竭。

（2）消化系统：恶心、呕吐、腹泻、黄疸。

（3）神经系统：意识淡漠、木僵、极度衰弱、嗜睡、反应迟钝。昏迷，反应低下。

（4）体温过低，皮肤干燥无汗。

十三、甲亢危象的治疗方法有哪些？

甲亢危象前期或甲亢危象诊断以后，无须等化验结果，应尽早治疗。治疗目的是纠正严重的甲状腺毒症及其诱发疾病，防止功能衰竭。

1. 一般治疗

吸氧，应用镇静剂，积极物理降温，纠正水、电解质紊乱。

2. 特殊治疗

（1）降低循环中甲状腺激素水平。丙硫氧嘧啶和甲巯咪唑可抑制甲状腺激素的合成和分泌。换血法、血浆除去法和腹膜透析法能够迅速降低循环中甲状腺激素水平。复方碘溶液可抑制甲状腺激素释放。糖皮质激素可防止肾上腺皮质功能下降。

（2）降低周围组织对甲状腺激素的反应。β-受体阻滞剂可改善兴奋、多汗、发热、心率增快等症状。

（3）诱因如有感染，应使用抗生素控制感染等。

十四、为什么女性更容易患甲亢？

1. 生理结构

雌激素具有抑制甲状腺激素的作用。如果雌激素增多，甲状腺激素的生理作用会下降，脑垂体前叶促甲状腺激素分泌则增多，刺激甲状腺，产生甲状腺代偿性增生，分泌更多的甲状腺激素，继而导致甲亢。

2. 生理因素

女性比男性更容易患上甲状腺疾病，与生理期有关。

女性处于青春发育期、经期、孕期、哺乳期等时，体内的激素水平会发生变化，一不注意，就可能导致内分泌失调，最后引起甲亢。

3. 心理因素

部分女性同时要承受家庭、工作上的压力，在精神压力的长期刺激下，也会导致内分泌紊乱，引发甲亢。

十五、儿童和青少年甲亢患者有哪些特征？

（1）青春期因新陈代谢比较旺盛，容易出现高代谢症状，如怕热。与同龄孩子相比，穿的衣服可能会少些，汗多。

（2）心跳加快，患者可能感觉心悸、不舒服。

（3）大便次数增多、多食、饥饿感比平时明显增强，称为多食易饥。

（4）青春期女性可能月经紊乱、月经稀少、月经周期延长。

（5）患者可能出现肌肉无力，以青春期男性多见。

十六、老年甲亢患者有哪些特征？

典型甲亢的高代谢表现为食欲亢进，吃不饱、长不胖。不过，老年甲亢可呈厌食型，可无食欲亢进，甚至还厌食，发生恶心、呕吐等，易被误诊为胃炎，有些消瘦明显的常误诊为胃癌。甲亢的高兴奋性表现为话语多、易激动、性急等，但老年甲亢可以呈淡漠型，不仅无兴奋性表现，还出现淡漠、抑郁和发呆，常被误诊为老年性痴呆。

甲亢患者还有两大重要体征，即甲状腺肿和眼球突出。然而，老年人的组织反应性和增生能力减弱，且有些组织已有老年性萎缩，故老年甲亢可以无甲状腺肿大和眼球突出等体征。

十七、亚临床甲亢会对人体健康产生什么影响？

亚临床甲亢是一种特殊类型的甲亢，是指血清中促甲状腺激素水平低于正常的参考值下限，而总 T_3、总 T_4、FT_3 和 FT_4 在正常值的范围内，伴或者不伴有轻微的甲亢症状。

亚临床甲亢这种疾病对人体是有很大危害的，患者可能会出现临床上一些不舒服的症状表现，长期下去患者还有可能会出现身体高代谢综合征。建议患者进行及时的治疗。

十八、甲亢可以被治愈吗？

有的甲亢可以被完全治愈，有的甲亢可能需要终身服药。

1. Graves 病引起的甲亢

80%的甲亢都是由 Graves 病引起的。大部分 Graves 病都可以被治愈，但有些人会复发，复发后可以再次被治愈。

小部分 Graves 病患者可能需要终身服药，这些患者往往一停药病情马上加重。

2. 毒性多结节性甲状腺肿引起的甲亢

小部分甲亢由毒性多结节性甲状腺肿引起。这种患者的特点是有多发的甲状腺结节，没有突眼。这种甲亢一般可以通过手术或 ^{131}I 治疗治愈。

3. 甲状腺腺瘤引起的甲亢

还有一小部分甲亢由甲状腺腺瘤引起。这种患者的特点是核素扫描显示"热结节"。这种甲亢一般也可以通过手

术或 ^{131}I 治疗治愈。

4. 甲状腺炎引起的甲亢

各种甲状腺炎导致的甲亢一般都是暂时性的，可以被治愈。

5. 碘甲亢

碘摄入过多导致的甲亢被叫作碘甲亢。减少食用含碘的食物，减少服用含碘药物，碘甲亢一般都可以治愈。

十九、患有甲亢需要手术吗？

甲亢如果在内科治疗下无效，或者出现并发症，此时需要去外科进行手术治疗。

二十、甲亢术后最常见的并发症是什么？

（1）术后的呼吸困难和窒息：多发生在术后 48h 之内。

（2）出血：如伤口肿胀明显，出血较多，应立即手术治疗。

（3）神经损伤：主要包括喉返神经和喉上神经损伤。喉返神经损伤主要会引起两侧声带的麻痹，引起呼吸困难，喉上神经损伤则会引起误呛、误咽。

（4）手足抽搐：手术中甲状旁腺被误切或者血供不足，导致血钙下降，引起手足麻木、四肢抽搐。

（5）甲状腺危象：多与手术前准备不足、甲亢症状并未被控制即实行手术治疗有关，表现为术后高热、脉搏细数、呕吐、有精神症状，多病情凶险。

二十一、哪些人群能做甲亢手术？

（1）中、重度甲亢，长期药物治疗无效或效果不佳，坚持长期药物治疗有困难（比如不能耐受药物副作用）的患者。

（2）停药后甲亢复发，甲状腺较大的患者。

（3）结节性甲状腺肿伴甲亢的患者。

（4）甲状腺肿大对周围脏器有压迫（比如甲状腺压迫气管造成呼吸困难）或胸骨后甲状腺肿的患者。

（5）疑似与甲状腺癌并存者。

二十二、甲亢经药物治疗后，症状消失，可以停药吗？

不可贸然停药，没有症状不代表甲亢已经被治愈，必须严格遵照医嘱规范服药，在保证服药疗程足够（通常是1.5～2年）情况下，可以抽血化验甲状腺功能及相关抗体。如果在小剂量抗甲状腺药物维持下，甲状腺功能正常，TRAb检查阴性，可考虑停药。甲亢的缓解率不高，复发率较高。

二十三、为什么甲亢在治疗后变成了甲减？

很多人觉得甲亢就是甲亢，不可能变成甲减，这种观念是错误的，以下几种情况下，甲亢可能会变成甲减。

1. 药物治疗过度

在甲亢患者进行药物治疗阶段时，如果服用过量的西药，很容易导致体内的甲状腺激素被抑制，从而出现药物性甲减的情况。这时合理减小药量，可以及时纠正甲减的情况。

2. ^{131}I 治疗

这种疗法原理是杀死部分甲状腺细胞，然后通过减少人体激素的分泌达到甲亢治疗效果。但是效果因人而异，所以临床上多以甲减为治愈目标。

3. 手术治疗效果

手术治疗甲亢，需要切除甲状腺组织以达到治愈效果。如果切除甲状腺组织不够多可能治不好甲亢，或手术后很快复发，切除过多可引起术后甲减。甲亢患者诊疗时，要警惕甲亢变甲减的信号出现，如有嗜睡、怕冷、反应迟钝、困倦、体重增加、呆滞、食欲减退等，需要及时复查甲状腺功能，避免被误诊为心脏病、贫血、围绝经期综合征、抑郁症、血脂紊乱或年老体虚等。

二十四、在治疗期间，怎样避免甲亢变成甲减？

1. 不要随意停药，及时复查

目前甲亢治疗还是主张长程疗法，一般疗程 1.5～2 年，有些特殊患者（比如儿童）可能用药时间更长。一般来讲，甲亢症状得到控制，血甲状腺激素水平正常后，药物应逐渐减量，每 2～4 周减量一次。减量至维持甲状腺功能正常的最小剂量后维持治疗，总疗程 1.5～2 年。

服药期间需定期进行甲状腺激素三项等检查，根据检查结果，酌情调整甲亢药物剂量，如不及时减量，就有可能导致药源性甲减发生，而甲减亦会危害身体健康。

2. 定期复查血常规、肝功能

抗甲亢药物有白细胞减少、粒细胞缺乏、肝功能损害的副作用，所以在用甲亢药物期间需监测血常规和肝功能。

患者如服药后出现咽痛、发热、食欲减退、恶心、厌油等不适，应立即就诊（上述表现很可能是白细胞减少或肝功能损害所致）。

在抗甲亢药物使用的症状控制期，每 1～2 周查血常规

1 次，当白细胞少于 $2.5 \times 10^9/L$，中性粒细胞少于 $1.5 \times 10^9/L$ 时应考虑停药观察。用药后亦要监测肝功能，医师会根据患者用药情况适时安排复查肝功能，一般 1～3 个月检查 1 次。

第六章　了解甲减

一、甲减是什么？

甲减是各种原因导致甲状腺激素产生不足或甲状腺激素的作用减弱，从而引起的全身性低代谢综合征。

二、为什么会发生甲减？

发生甲减的原因有甲状腺手术、放射性碘治疗、短暂性甲状腺炎、消耗性甲减、药物、自身免疫性疾病、碘缺乏或过量、甲状腺内的广泛病变、垂体疾病、先天性原因等。

三、甲减有哪些表现？

1. 食欲降低、体重增加

甲状腺激素有助于调节体重、脂肪和糖的代谢，甲减会导致食欲降低，代谢缓慢，热量消耗少，再加上甲减本身可以引起水肿，故患者虽然吃得不多，但体重却容易增加得快。临床上即使轻度甲减也会导致体重增加。

2. 无精打采、疲惫嗜睡

疲劳是甲减最常见的症状之一。许多患有这种疾病的人表示感到非常疲惫，无法像往常一样生活。总想睡觉，无论睡多久或白天小睡多少次，都会感到睡不够，这是血液和细胞中的甲状腺激素降低，大脑兴奋性降低，肌肉也无法持续获得刺激信号引起的。

3. 情绪低落、寡言少语

大脑需要甲状腺激素才能正常工作。研究表明，低水平的甲状腺激素会导致大脑结构和功能的改变，影响大脑的兴奋性，主要表现为心情低落、对什么都提不起兴致，寡言少语，甚至出现抑郁的症状。

4. 头脑迷糊、反应迟钝

甲减会影响人的认知能力，让人迷糊和健忘，反应迟钝，行动迟缓、言语缓慢。

5. 手脚冰凉、总是怕冷

甲减会减缓人体代谢，导致中心体温下降。因此，一些甲状腺激素水平较低的人可能会一直感到寒冷，或对寒冷的耐受性较低。即使在温暖的房间或夏季，这种寒冷感觉也会持续存在。甲减患者主诉多有手脚冰凉，觉得全身都很冷。

6. 消化变慢、大便秘结

通常将便秘定义为每周排便少于 3 次。甲减时缺乏甲状腺激素导致胃肠动力不足，肠蠕动缓慢，可引起便秘，特别是对于老年甲减患者来说，由于活动量小，或长期卧床，摄入纤维性食物减少，更容易引起顽固性便秘。

7. 四肢无力，肌痛肌僵

成年甲减患者可存在肌肉损害，主要累及肩带肌、骨盆肌、大腿肌为主的近端肌肉，出现明显肌无力、肌痛或肌肉强直僵硬的临床症状，腱反射延迟，尤其以运动时和在寒冷环境中明显。

8. 皮肤干燥、毛发脱落

甲状腺激素减少会降低新陈代谢的速度，使得皮肤组织发生变化，水分和汗液都会减少，让皮肤快速干燥脱皮。甲状腺激素过少会破坏头发生长周期，让许多毛囊进入"休止期"，而导致脱发，甚至胡须、眉毛也会脱落。

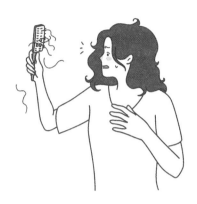

9. 月经不调、不孕不育

甲状腺激素减少会导致男女性欲减退，男性睾丸萎缩，女性排卵障碍。女性月经周期紊乱，经期延长、经量加大，严重的可能发生闭经、不孕，怀孕后流产率增高。男性会发生不育。

10. 声音嘶哑、睡眠打鼾

甲减患者出现唇肥舌大，舌根后坠，可以导致声音嘶哑、说话不清楚，睡眠打鼾，常被误认为是喉部疾病或阻塞性睡眠呼吸暂停低通气综合征而就诊于呼吸科。

四、甲减在人群中的发病情况是怎样的？

甲状腺功能减退好发于女性人群（女性患病率约是男性的 10 倍）、年龄超过 60 岁的老年人，以及有家族史或自身免疫性疾病史的人群，其患病率因诊断标准、年龄、性别、种族、地域碘含量的不同而不同。

五、为什么女性更容易患甲减？

甲减的高发和女性内分泌的活跃程度与稳定性不够有关系。当受到极大的工作、生活压力和精神刺激等诱因作用时，女性较男性更容易出现自身免疫调节异常，引发甲状腺激素分泌过多的高代谢症状。

（1）怀孕因素：甲状腺是控制内分泌的器官，当女性体内激素发生异常变化，会不可避免地增加甲减的发生概率。尤其是怀孕期间的女性朋友应多加注意，毕竟怀孕后，许多女性会受到内分泌影响，黄体酮分泌异常。若这种异常长期得不到控制，就会诱发甲减，不仅会影响怀孕女性的健康，还会影响婴儿的正常发育。因此，要积极调整心态，避免内分泌失调的发生。

（2）围绝经期因素：统计数据显示，进入围绝经期的女性，26％会有甲减趋势。因此，与男性相比，女性在围绝经期的生理和心理变化较大，此时，体内的激素水平发生波动，甲状腺健康就会受到影响。所以，女性进入围绝经期后，必须调整好自己的心态，必要时采取积极的措施，调整围绝经期造成的影响。

（3）家庭因素：家庭中许多琐碎的事情都需要由女性处理，不是照顾孩子，就是进行无休止的家务劳动，时间长了，就容易产生负面情绪。因此，如果女性想避免甲减，就要学会调节自己的负面情绪，保持积极、乐观的态度。家庭成员也应该更加体贴女性，主动分担家庭事务，不要让她们过度劳累。

六、甲减有哪些类型?

（一）根据病变发生部位分类

分为原发性甲减、中枢性甲减和甲状腺激素抵抗综合征。

1. 原发性甲减

亦称甲状腺性甲减，最常见。为甲状腺腺体本身病变引起的甲减，多数是自身免疫性疾病、甲状腺手术和甲亢放射性碘治疗所致。

2. 中枢性甲减

包括垂体性甲减和下丘脑性甲减，比较少见。常见病因有下丘脑和垂体肿瘤、手术、放疗和垂体缺血性坏死。其中，由下丘脑病变引起的甲减也称为三发性甲减，比较罕见。

3. 甲状腺激素抵抗综合征

由于甲状腺激素在外周组织不敏感，不能发挥其正常的生物效应所引起的综合征。

（二）根据甲减严重程度分类

根据甲状腺功能检查指标分为临床甲减和亚临床甲减。

（三）根据病因分类

可分为药物性甲减、自身免疫性甲减、甲状腺手术后甲减、特发性甲减、垂体或下丘脑肿瘤手术后甲减、先天性甲减、消耗性甲减等。

（四）根据甲减发生年龄分类

可分为成年型甲减、幼年型甲减和新生儿甲减。

七、甲减的并发症有哪些？

1. 甲减危象

甲减危象又叫黏液性水肿昏迷，是甲减最严重的并发症。即使及时治疗，死亡率也可达到 50％，治疗不及时，死亡率更高。甲减危象主要发生因素如下。

（1）老年人、儿童、孕妇等特殊群体。

（2）甲减病情较重，没有治疗或治疗不充分。

（3）低温环境，如寒冷的冬天室外环境。

（4）感染，或受到强烈的精神刺激，或发生心脑血管意外，或接受大手术。

（5）甲减患者使用镇静剂、麻醉药。

甲减危象的主要表现为意识丧失（从嗜睡到意识不清，逐渐进入昏迷）及低体温（一般在 36℃ 以下），但低血压、心动过缓、低钠血症、低血糖和低通气也经常出现。患者可能存在皮肤干燥、淤青，牙龈出血，大便发黑或有血便；头发稀疏，嗓音嘶哑，肌腱反射迟缓，巨舌症，非凹陷性水肿、甲状腺肿等。注意发生甲减危象的患者多伴有黏液性水肿，但发生黏液性水肿的患者不一定有甲减危象。

2. 甲减并发贫血

临床上甲减是诱发贫血一个比较常见的原因。主要是因为甲状腺素下降后，能部分影响铁吸收及叶酸和维生素 B_{12} 的吸收，使造血组织代谢率降低，血浆和红细胞内铁更新率降低及组织耗氧量下降导致红细胞生成素分泌减少。

甲减伴发贫血的情况在婴幼儿、青少年、妊娠和哺乳期妇女等人群中比较多见。通常伴发贫血后，患者会有畏寒、皮肤干燥、面色苍白、巨舌、健忘、肌痛、分娩后甲状腺肿大、反应迟钝、表情淡漠、便秘等一系列危害反应。甲减并发贫血，如果没有得到及时的发现和治疗，很容易合并甲减的其他并发症，导致患者健康不断恶化，严重的会引发黏液性水肿、昏迷、休克和死亡等危及患者生命的情况发生。

3. 甲减性心脏病

甲减性心脏病是甲减长期得不到治疗，累及心血管系统引起的心脏扩大、心包积液、心力衰竭等一系列临床综合征。主要与甲状腺激素缺乏或抵抗而引起心肌缺氧、心肌收缩力减弱、心排血量降低、心肌黏液性水肿及高血脂的影响等有关。在临床上并不少见，患者以女性及老年人居多。据统计，大约 3/4 的甲减患者存在心血管问题。患者常常表现为胸闷气短、头昏头晕、浑身无力、活动耐力下降，这些症状皆与心脏、大脑、四肢供血不足有关。

符合下述 4 条者，可诊断为甲减性心脏病：①符合甲减的诊断标准。②心脏增大，心包积液、心力衰竭的表现和心电图异常。③除外其他原因的心脏病。④经甲状腺激素替代治疗后有明显好转和恢复。

4. 甲减性肌病

甲减性肌病是甲减引起的骨骼肌疾病。据统计，30%～80% 的甲减患者可发生肌病。其发病机制尚不清楚，可能与遗传、代谢异常及自身免疫等有关。

甲减性肌病起病隐匿，临床表现多种多样，轻重与甲减的程度和病程有一定的相关性，早期临床表现不典型。轻者仅表现为全身乏力，重者可表现为明显的肌无力、运动后肌肉痉挛、肌肉疼痛和肌肉僵硬，称为多发性肌炎样综合征；少数患者还表现为部分或全身肌肉的肥大，称为霍夫曼征；还有少数患者表现为重症肌无力症状。

5. 甲减并发月经不调、不孕、流产

生育期女性甲减患者并发月经紊乱、经期延长、经量过多、不易怀孕、容易流产很常见。

（1）甲减导致黄体酮分泌不足，子宫内膜持续增生，导致月经出血过多和经期不规则。

（2）甲减可出现性欲减退和无排卵。

（3）妊娠期甲减自发性流产和早产的发生率有所增加。当母亲怀孕时，胎儿在子宫内缺少甲状腺激素，胎儿的生长发育会受到很大的影响，可能出现宫内发育停滞、流产、畸形。新生儿则表现为痴呆、听力障碍、语言障碍、神经运动功能障碍。

6. 甲减并发便秘

甲状腺激素有促进胃肠蠕动的作用，甲减时缺乏甲状腺激素导致胃肠动力不足，肠蠕动缓慢，可引起便秘。患者常有食欲不振、上腹饱胀等症状。老年甲减患者，由于活动量小，或长期卧床、摄入纤维性食物减少，更易发生顽固性便秘，但胃镜检查无明显异常。

7. 甲减并发精神病

甲减时基础代谢率减低，神经系统兴奋性降低，同时甲减时由于贫血及心肌受损心排血量减少，均造成脑细胞缺血缺氧，会出现懒言少语、精神抑郁、冷漠迟钝等抑郁症状。特别是老年甲减患者更易出现少言寡语、情绪低落、记忆力减退、反应迟钝，甚至木僵、痴呆等症状。

8. 甲减并发呆小症、智力低下

甲状腺素是人体生长发育所必需的内分泌激素，如果小儿缺乏这种激素，可直接影响小儿脑组织和骨骼的发育。

若在出生后到 1 岁以内不能早期发现、早期治疗，则会造成终生智力低下及呆小症（又称克汀病），就是先天性甲状腺功能减退症，简称先天性甲减，表现为小儿代谢水平低下，体格和智力发育严重障碍，身体矮小，四肢短促，行动迟缓，行走姿态为臀中肌步态，牙齿发育不全，性发育迟缓，青春期延迟；智力发育迟缓，神经反射迟钝，言语缓慢，发音不清，声音低哑，多睡多动，表情呆滞，注意力不集中等。

八、如何处理甲减危象？

（1）提高甲状腺激素水平及控制威胁生命的并发症。避免不必要的用药，特别是中枢神经抑制剂。因甲状腺功能减退，对许多药物均较敏感。

（2）避免各种感染：要注意保暖，防止感冒；注意饮食卫生，防止胃肠炎；勤洗澡、勤换衣被，保持皮肤清洁；多喝水、不憋尿，防止尿路感染。

（3）避免大悲大喜：遇到重大精神创伤时要多和别人交流，及时获得家人、朋友、心理咨询师的支持、帮助、疏导。

（4）避免过度劳累：得了甲减，要以休息为主，剧烈运动、重体力活要先放一放，等甲状腺功能恢复正常后再做。

九、如何治疗甲减并发精神病？

治疗主要是针对原发病进行治疗，甲状腺功能恢复正常，精神症状自然会消失。

十、如何治疗甲减并发呆小症、智力低下？

先天性甲减一旦确诊，需要及时治疗，尽快补充甲状腺激素，使甲状腺功能恢复正常。每日补充甲状腺素，治疗目标是使 FT_4 在平均值和正常上限之间。具体措施如下。

（1）补充甲状腺激素：左甲状腺素（$L\text{-}T_4$）。$1\sim3$ 个月为 $10\sim15\mu g/$（$kg\cdot d$）；$3\sim12$ 个月为 $5\sim10\mu g/$（$kg\cdot d$）；$1\sim5$ 岁 $5\sim6\mu g/$（$kg\cdot d$）；$5\sim12$ 岁 $4\sim5\ \mu g/$（$kg\cdot d$）。

（2）将药片压成药粉与母乳、配方奶或者水混合喂食，不要与豆类奶制品混合喂食。

（3）严格遵守医嘱，坚持每天用药，不要随意改变药量，用量过大会引起心脏问题，用量过少难以治愈甲减。

（4）治疗期间应定期（$4\sim6$ 周）复查甲状腺功能，$L\text{-}T_4$ 用量应随血 FT_4、TSH 值调整。

新生儿甲减需要治疗 $2\sim3$ 年，根据甲状腺功能的情况试停药，甲状腺发育异常者则需要终身服药。如果出生后能及时发现和纠正甲状腺功能至正常，大多数先天性甲减患儿发育和智力障碍可以明显改善，能够正常生活。原则上治疗越早越好，不要迟于出生后 $4\sim6$ 周。

十一、为什么甲减会使人发胖？

（一）原因

1. 病情没有被及时控制

当患者出现甲减，没有采取相关治疗措施，或是擅自停药，长期处于甲状腺激素合成不足、甲状腺素分泌障碍的情况下，就会容易出现黏液性水肿，使身体发胖。

2. 甲状腺功能减退

甲减患者出现肥胖的症状，可能是因为甲状腺功能出现减退，肢体会出现疲劳而导致久坐不动，容易导致体重增加。

3. 代谢功能减弱

当机体出现甲减的时候，代谢功能会逐渐减弱，机体摄入的营养物质就不能及时代谢，患者就很容易出现肥胖。

（二）治疗方法

（1）药物治疗：患者可在医生的指导下，服用左甲状腺素钠片，能让机体消除水肿，控制病情发展，身体肥胖的现象会逐渐消失。

（2）注意锻炼：患者在治疗期间，可以适当地参加体育锻炼，能够让体内堆积的脂肪逐渐消耗，缓解发胖的现象。

十二、为什么甲减会引起水肿？

甲减引起水肿通常是因为体内的甲状腺激素分泌不足，出现了黏液水肿。甲减会导致体内的甲状腺激素水平低于正常的范围，长时间治疗不佳会导致身体水肿，还会伴随皮肤按压有凹陷或是有褶皱等突出的症状。

十三、甲减可以被治愈吗？

大部分的甲减是不能被彻底治愈的，需要患者终身补充甲状腺激素。只要药物剂量合适，基本不会产生副作用，也不会影响甲减患者的生活、工作和学习。妊娠期妇女通过服用左甲状腺素钠片，使甲状腺功能恢复到正常，一样能生出聪明、健康的宝宝。虽然甲减不能被彻底治愈，但能被控制好。只有少部分甲减可以停药：①药物、甲状腺炎导致的暂时的、可逆转恢复的甲减；②部分可以完全去除病因的中枢性甲减。

十四、患有甲减，需要手术吗？

患有甲减不需要做手术，如果只是单纯的甲减，没有甲状腺结节，是不需要做手术的，可通过补充左甲状腺素钠片来进行治疗，定期复查甲状腺功能即可。

十五、甲减经药物治疗后，症状消失，可以停药吗？

大多数甲减的患者是不能停药的，是需要终身替代治疗。桥本甲状腺炎、先天性甲状腺发育不全、甲状腺手术切除后等导致的甲减，患者一般都不能停药。

下面两种情况可以停药：①亚急性甲状腺炎患者的甲减期，经过治疗，甲状腺炎基本被治愈，甲状腺功能也恢复正常，这些患者可以停药观察。②一些甲亢患者，在甲亢治疗过程中出现甲减，待患者免疫系统功能恢复正常后，逐渐调整药物，达到甲亢治好又不出现甲减的理想效果，这种患者在疗程结束后是可以停药的。

第七章　人体与碘

一、碘是什么？

碘是一种微量元素，对人体来说，碘是甲状腺合成甲状腺激素的主要原料之一。人体通过吃饭摄入碘，摄入的碘存储在甲状腺内部，需要的时候就合成甲状腺激素供人体利用。

二、碘对人体有多重要？

碘是人体必需的微量元素，正常人体碘总量为 20～50mg，其中 70％～80％分布在甲状腺组织，其余分布于肌肉、肺、卵巢、肾、淋巴结、肝、睾丸和脑组织中，对人类的生长发育起着重要作用。不仅促进物质分解代谢，促进糖类、脂肪、蛋白质等营养物质转化利用，还促进发育期儿童身高、体重、骨骼、肌肉的增长和性发育，增进食欲，维持垂体与性腺活动的平衡。

三、碘在人体中是如何进行代谢的？

人体中的碘 80％以上来自食物，10％～20％来自饮用水，0～5％来自空气。膳食和水中的碘主要为无机碘化物，经口进入人体后，在胃及小肠上段被迅速、完全吸收（一般在进入胃肠道后 1h 内被大部分吸收，3h 内几乎完全被吸收）。食物中的有机碘一部分可直接被吸收，另一部分则需在消化道转化为无机碘后，才可被吸收。与氨基酸结合的碘可直接被吸收，而同脂肪酸结合的有机碘可不经肝脏，由乳糜管进入血液循环再利用。肺、皮肤及黏膜也可吸收极微量的碘。钙、镁以及一些药物如磺胺等，对碘的吸收有一定阻碍作用。蛋白质、能量不足时也会妨碍胃肠道内碘的吸收。被吸收的碘很快被转运至血液，遍布于全身各组织中。

甲状腺是富集碘能力最强的器官，24h 内可富集摄入碘的 15％～45％。在碘缺乏地区，其富集能力更强，可达到80％。血碘被甲状腺摄取后，在甲状腺滤泡上皮细胞内生成甲状腺激素。甲状腺激素中的碘在脱碘酶的作用下脱落成为碘离子，还可重新被甲状腺摄取作为合成甲状腺激素的原料。

正常情况下，人体内约 90％的碘通过肾脏从尿中排出；10％左右的碘通过唾液腺、胃腺分泌及胆汁等排泄，最后从粪便排出；剩余的少量碘通过皮肤汗液、毛发及肺呼吸排出。通过乳汁排出的碘，对母体向婴儿供碘有重要的作用，使母乳喂养的婴儿能得到所需碘。乳汁中含碘量为血浆的 2～3 倍，母体哺乳会消耗体内较多的碘。

四、哪些因素影响碘吸收？

1. 环境因素

其流行的原因是世界大部分地区的土壤中缺碘，尤其是冰川冲刷地带和洪水泛滥的平原。人类活动对土壤的破坏，乱砍滥伐，水土流失，也造成了环境缺碘。

2. 胎儿缺碘

妊娠期间孕妇如碘的摄入不足，血浆中无机碘离子浓度降低，甲状腺产生的 T_3、T_4 较少，血液中 T_3、T_4 减少，以致通过胎盘的 T_3、T_4 减少，不能满足胎儿的需要，胎儿的生长发育即出现了一系列的障碍，中枢神经系统首先出现症状。

3. 膳食因素

（1）膳食中缺碘：人体碘的供给约 60％ 来源于植物性食品，如土壤中的碘缺乏可导致植物性食品中碘含量不足。

（2）低蛋白：影响碘的吸收和利用，低蛋白、低能量可使血清中 T_3、T_4，血浆蛋白结合碘降低，血清促甲状腺激素（TSH）升高。低蛋白、高碳水化合物可影响甲状腺对碘的吸收。

（3）抑制甲状腺摄取碘化物：人们普遍认为玉米、小米、甜薯、高粱及各种豆类中在肠道中可释放出氰化物，进而被代谢成硫氰酸盐，可抑制甲状腺摄取碘化物。

（4）钙、磷含量高：钙、磷含量高的食物可妨碍碘的吸收，抑制甲状腺素的合成，加速碘的排泄。

上述各种饮食因导致机体缺碘，不能满足儿童合成甲状腺素的最低要求，可出现生长发育落后。如长期缺碘，甲状腺激素水平降低、垂体分泌 TSH 增加、甲状腺体积增大，则出现弥漫性甲状腺肿大。

4. 药物因素

硫脲类抗甲状腺药物、四环素、磺胺类、咪唑类等药物可干扰酪氨酸的碘化过程，也有一定导致甲状腺肿作用。

五、正常人碘摄入的标准是多少？

不同的人群碘的摄入标准不一样，因为地域、种族、身高、体重等差异，人体对于碘的生理需求也是有差别的。

因此，对于科学的食碘标准，我国推荐摄入量和世界卫生组织推荐的摄入量也有一些差别。

我国不同人群的碘摄入量推荐标准如下。

1～10岁儿童：90μg/d。

11～13岁儿童：110μg/d。

14～18岁儿童及成人：120μg/d。

孕期女性：230μg/d。

哺乳期女性：240μg/d。

六、各类食物含碘量是多少？

1. 含碘量高的食物（表 7-1）

表 7-1　含碘量高的食物表

序号	食物名称	可食部分碘含量/（μg/100g）	序号	食物名称	可食部分碘含量/（μg/100g）
1	海带（干）	36240	6	海苔	2427
2	海草	15982	7	虾米（干）	983
3	紫菜（干）	4323	8	海米（干）	394
4	螺旋藻	3830	9	虾皮	373
5	海带（湿）	2950			

2. 含碘量较高的食物（表 7-2）

表 7-2　含碘量较高的食物表

序号	食物名称	可食部分碘含量/（μg/100g）	序号	食物名称	可食部分碘含量/（μg/100g）
1	鹌鹑蛋	233	13	花螺	37.9
2	赤贝	162	14	鳕鱼	36.9
3	鲍鱼（鲜）	102	15	濑尿虾	36.1
4	贻贝（淡菜）	91.4	16	酸牛奶	35.4
5	牡蛎	66	17	鸭蛋	34.2
6	蛏子	65.4	18	多宝鱼	33.4
7	鹅蛋	59.7	19	梭子蟹	32.4
8	扇贝	48.5	20	沙丁鱼	28.5
9	花蟹（母）	45.4	21	海参	28.1
10	河蚬	43.1	22	河蟹（公）	27.8
11	带鱼	40.8	23	鸡蛋	22.5
12	蛤蜊	39.3			

3. 含碘量较低的食物（表 7-3）

表 7-3　含碘量较低的食物表

序号	食物名称	可食部分碘含量/（μg/100g）	序号	食物名称	可食部分碘含量/（μg/100g）
1	基围虾	16.1	13	杏仁	8.4
2	小黄鱼	15.6	14	海鲈鱼	7.9
3	大黄鱼（养殖）	14.9	15	鲳鱼	7.7
4	糙米（有机）	14.5	16	苋菜（绿）	7.0
5	茴香	12.4	17	高粱米	7.0
6	鱿鱼	12.3	18	荞麦面	6.8
7	海鳗	11.3	19	白鲢鱼	6.7
8	银鲳鱼	10.9	20	胖头鱼	6.6
9	核桃	10.4	21	草鱼	6.4
10	木耳	10.1	22	辣椒（干、红）	6.0
11	鲫鱼	10.1	23	黄花鱼	5.8
12	罗非鱼	9.1			

七、甲状腺和碘有什么关系？

碘是维持甲状腺功能和人体健康的重要微量元素，长期摄入不足和过量均会对人体健康造成危害。

碘摄入不足可引起碘缺乏病，包括地方性甲状腺肿、地方性克汀病、地方性亚临床克汀病等对机体生长发育，尤其是对神经系统、大脑发育造成损害的疾病，同时碘缺乏也可导致流产、早产、死产、先天畸形等。

碘摄入过量也可以引起甲状腺功能异常，包括甲亢、甲减和自身免疫性甲状腺炎。

八、忌碘饮食的适宜人群有哪些？

忌碘饮食的适宜人群有甲亢患者（不论有无结节）、需要行^{131}I治疗者。

九、忌碘饮食要忌哪些食物？

因为碘广泛存在于各种食物当中，因此要严格做到"无碘饮食"基本上是不可能的。所以"忌碘饮食"只是尽可能地减少碘的摄入，需要做到以下几点。

（1）吃无碘盐（避免在外就餐）。

（2）不吃含有碘成分的保健品（包括各种复合维生素等，吃之前记得看清楚成分表）。

（3）不吃外面售卖的咸菜、火腿、香肠、肉松、薯片、豆腐干、辣条、面包、饼干等腌制、加工食品（自己用无碘盐制作的可食用）。

（4）不吃含碘量高的海带、紫菜、海苔、虾贝类等海产品。

（5）不吃蛋黄（可以吃蛋清）。不吃酱油、豆腐干等大豆制品。

十、忌碘饮食人群能吃哪些食物？

忌碘饮食人群能吃蛋清、大米、小麦粉、谷物、麦片、新鲜水果和蔬菜、不加盐的花生酱、非盐焗坚果、非速溶咖啡和茶、糖、蜂蜜、醋、黑胡椒、植物油等。

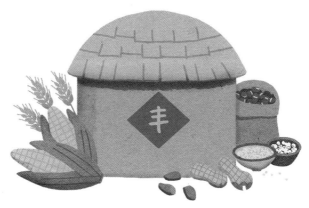

十一、低碘饮食的适宜人群有哪些？

桥本甲状腺炎甲减患者、甲状腺癌术后不需行[131]I治疗者。

十二、低碘饮食人群如何选择食物？

低碘饮食不等于无碘饮食，简单来说低碘饮食就是比正常碘推荐摄入量少一点，即每天摄入量小于 $120\mu g$，是介于高碘与无碘饮食之间的饮食需求。低碘饮食的食物选择包括以下两个方面。

（1）严格避免富碘食材：禁用加碘食盐；禁用海产品，

所有海产品均在限制之列，如海藻类、海带（干、鲜）、紫菜、海洋鱼类（新鲜带鱼等）、干贝、虾皮、虾仁（米）等。

（2）适合的食物：精白米面，新鲜蔬菜、水果，新鲜的畜禽肉，豆腐，豆浆，植物油等产自非高碘地区的食物。如要烹饪，须用无碘盐烹饪。

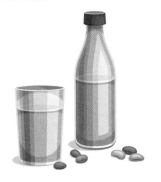

十三、适碘饮食的适宜人群有哪些？

单纯甲状腺结节患者（甲状腺功能正常者）、甲状腺良性肿瘤术后人群、正常人群。

十四、甲状腺结节患者如何调整摄碘量？

我国推荐成人每天摄入 $120\mu g$ 碘（食盐量每天控制在 6g 以下），其中大部分碘都可以由碘盐提供，还有一部分碘可以从其他食物中获得。而对于患有甲状腺结节的人群，应针对不同甲状腺结节合并症状，对摄碘量做出具体调整。

（1）合并甲亢的甲状腺结节选限碘饮食：这类人群需食用无碘盐，也不能吃添加了盐的加工食物（腌制食品等），同时还要禁食高碘海产品（紫菜、海带、海苔、贻贝等），如果服用保健品也应查看其成分表里是否含碘。

（2）合并桥本甲状腺炎的结节选低碘饮食：这类人群每天的碘摄入量应小于我国推荐量 $120\mu g$。日常饮食中，如果食用碘盐，就不再食用；如果食用无碘盐，则不必严格控制海产品。

（3）甲状腺正常的结节选适碘饮食：这类人群如果仅表现有轻微甲状腺结节，无其他不适，甲状腺功能正常，则可正常饮食，保持食物种类多样化。

第八章 甲状腺炎患者的饮食

一、甲状腺炎患者应该怎么吃？

发病前常有上呼吸道感染史，临床常见表现：发热、颈部淋巴结肿大、甲状腺区疼痛、怕冷、睡眠质量减退，还可能出现便秘的情况。该疾病可并发甲亢或甲减。所以，甲状腺炎患者饮食的科学性就显得尤为重要。

（1）补充热量及水分：甲亢会使身体新陈代谢率提高，所以每天可增加所需的热量和水分。应该进食含钾、钙丰富的食物，比如牛奶、黑豆、芝麻酱、动物软骨等。每天喝水 2500ml 左右（约 5 瓶矿泉水的量）。水是良好的促进代谢的物质，可以把体内一些毒素，经过肾，以尿的形式，大量排出来，也可以减轻激素治疗的副作用。

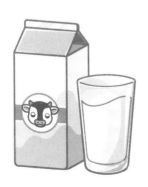

（2）补充蛋白质：可以增加蛋白质的量，如食用肉类、

蛋、牛奶等。此外，黑豆中蛋白质含量相当于肉类的 2 倍、鸡蛋的 3 倍、牛奶的 12 倍，黑豆含有 18 种氨基酸，特别是人体必需的 8 种氨基酸，可经常食用。

（3）补充 B 族维生素：B 族维生素主要存在于一些绿色蔬菜和种子的外皮中，平常多吃一些新鲜的蔬菜水果，多吃一些粗粮，如土豆、红薯、玉米等。

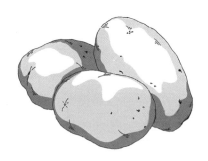

（4）注意营养成分的合理均衡搭配，不宜单一性饮食，防止营养不良。

二、甲状腺炎的饮食禁忌有哪些？

（1）不能暴饮暴食：少量多餐，不能吃辛辣、兴奋、提神的食物，如葱、蒜、姜、花椒等。

（2）不宜吃大荤食物：不宜吃肥肉、肥肠，喝油腻的排骨汤等。

（3）适当控制高纤维素饮食：有些患者患甲状腺炎后会发热，发热后就会胃肠功能紊乱，拉肚子后，不适合吃高纤维素食物，如豆类、谷物、大枣、鸭梨、黑芝麻、笋类、菠菜、菜花等。

（4）限制碘的摄入：碘摄入量是影响本病发生、发展的重要因素，碘摄入量增加可以促进甲状腺功能正常，单纯甲状腺自身抗体阳性的患者发展为甲状腺功能异常，进而加重亚急性甲状腺炎的病情。因此，不能吃海带、海鱼、海蜇皮等含碘高的食物。

三、桥本甲状腺炎患者应该怎么吃？

桥本甲状腺炎患者应多吃高纤维素食物，包括绿叶蔬菜、粗粮以及新鲜水果等，如蔬菜中的白菜、芹菜、空心菜，粗粮中的黄豆、绿豆、燕麦，水果中的枣等，都含有丰富的纤维素。

四、桥本甲状腺炎的饮食禁忌有哪些？

1. 桥本甲状腺炎伴甲亢的饮食禁忌

对于桥本甲状腺炎合并甲亢的患者，饮食中应暂时限制海带、紫菜等海产品的摄入，减少食物中碘的摄入。这也是预防桥本甲状腺炎的方法之一。忌辣椒、浓茶、咖啡等有刺激性的食物。

2. 桥本甲状腺炎伴甲减的饮食禁忌

桥本甲状腺炎合并甲减的患者，如慢性淋巴细胞性甲状腺炎的患者，饮食中却应该增加食物中碘的含量，提高血液中碘的浓度，为甲状腺激素的合成准备充足的原料。

五、什么是地中海饮食？

地中海饮食是以蔬菜、水果、鱼类、全麦食品、豆类、植物油等为主的饮食模式。地中海饮食结构有 6 个阶层。

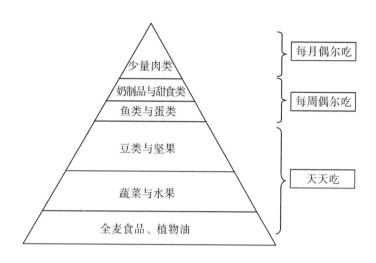

地中海饮食是一种混合型膳食模式的饮食，最重要的特点是既简单、清淡，又富含营养。

六、为什么地中海饮食模式可以预防自身免疫性甲状腺疾病？

以植物为主的地中海饮食可能对自身免疫性疾病而言是一种健康饮食模式。

事实上减少动物蛋白和脂肪的摄入量，增加植物性食物的摄入量是一种有效的生活方式干预策略，可以降低自身免疫性甲状腺疾病的发生风险。以成年女性 1d 推荐食谱举例，具体如表 8-1 所示。

表 8-1　成年女性 1d 推荐食谱

餐次	菜肴名称	能量/ kcal	蛋白质/ g	脂肪/ g	钙/ mg	膳食纤维/ g	碘/ μg
早餐	杂粮煎饼 100g	330	9.3	5.7	29	1.9	2.1
	香菇瘦肉粥 100g	55	3	0.5	1.6	0.2	0.4
	荞麦面条 100g	108	3.9	3.8	19.7	1.5	4.5
	木耳芹菜包子 100g	202	7.8	6.5	30.4	1.8	3.8
中晚餐	杂粮饭 150g	230	6.9	1.3	18.3	2.4	1.3
	养生五米饭 100g	144	3.5	0.9	4.5	1.3	0.5
	玉米饼 50g	80	2.9	1.7	30.1	0.6	2.5
	小白菜炒千张 400g	310	16.8	23	409	3.6	—
	鸡蛋炒青椒 200g	217	13.2	15.3	66	2.1	35
	番茄土豆牛肉 100g	142	13	3.4	4.6	0.2	0.3
	豌豆烧茄子 100g	111	1.8	7	49.4	1.8	0.9
	清蒸鲈鱼 100g	155	16.7	9.3	125	—	—
	西蓝花炒胡萝卜 150g	124	4	8.2	73	3.2	—

续表

餐次	菜肴名称	能量/ kcal	蛋白质/ g	脂肪/ g	钙/ mg	膳食纤维/ g	碘/ μg
下午茶	燕麦黑芝麻 豆浆 200ml	35	2.1	1.3	20.2	0.9	0.5
	水果沙拉 100g	137	0.4	9	4.2	1.1	0.4
	牛奶 200ml	108	6	6.4	208	—	3.8

注:"—"表示微或无。1kcal=4.184kJ。

按照表 8-1 所列举的地中海饮食模式食谱,既保证了 1d 中摄入食物种类的多样性,又满足人体每日必需的各种营养成分。同时,1d 中碘的摄入量约为 $55\mu g$,另外,平时生活中吃的零食如凉果蜜饯类、肉干鱼干类、干果类,还有烹饪用的调味料,加起来基本满足碘最低生理需要量 $75\mu g$。换言之,采用地中海饮食模式可以轻松做到低碘饮食。

地中海饮食模式可以有效预防自身免疫性甲状腺疾病,帮助大家实现低碘饮食要求,既讲究均衡营养,又让人不会觉得索然无味。有些食物不能吃太多,有些食物不要吃太少,还有些食物必须餐餐都有,掌握了这个基本原则,就能吃出健康和美味。

一顿饭里,至少要有主食、蔬菜、含优质蛋白质的食物三大类。其中,主食品种越丰富越好,不要餐餐只是白米、白面,还要有糙米、大麦、燕麦、小米、玉米等粗杂粮，以及土豆、红薯等，再能加入各种豆类就更好了。

　　健康饮食重在均衡，而不是顾此失彼。身体抵御疾病的能力变差，一般不是某一种食物所致，而是长期不均衡的饮食习惯所致。

第九章 甲亢患者的饮食

一、甲亢患者应该怎么吃?

（1）饮食以摄入高热量（比一般正常人多50％～70％，按每人每天3000～3500kcal热量供给）、高蛋白（按每人每天每千克体重1.5～2g蛋白质供给）、高维生素为宜。多进食清淡、含维生素量较高的蔬果，补充B族维生素和维生素C。同时，可以适当增加豆制品的摄入，如豆腐等，可摄入蛋白质含量丰富的瘦肉、鸡肉、鸡蛋等。

（2）每日摄入足够的碳水化合物，如米饭、面条、馒头等，可少食多餐，一天4～6餐。

（3）可适当增加矿物质摄入，尤其是富含钾、钙、镁等元素的食物（同时食用这类食物还能降低卒中风险），如香蕉、牛奶、玉米、黄豆、土豆、核桃仁、燕麦、南瓜子等。建议每天早上喝一杯牛奶或一碗加核桃仁的牛奶燕麦粥。

（4）补充充足的水分，每天饮水量建议在2500ml左右。

二、甲亢的饮食禁忌有哪些?

（1）少吃含碘高的海鲜，如虾、蟹、紫菜、海带等，避免食用含碘盐或改用无碘盐。

（2）避免饮用咖啡、浓茶，以减少交感神经兴奋。

（3）戒烟、酒。甲亢突眼的进展与吸烟有明显的相关性，所以甲亢患者需要戒烟。

（4）避免食用辛辣食物，如辣椒、葱、姜、蒜等；避免煎、炸、烧烤食物及油腻的重口味的食物。

三、得了甲亢，还能吃碘盐吗？

甲亢患者在治疗后，如甲状腺功能还未恢复正常，或伴有甲状腺肿大时，再摄入较多碘会让病情雪上加霜，此时必须采用忌碘饮食，烹饪时使用无碘盐。

四、得了甲亢，还能吃海鲜吗？

若甲状腺功能已恢复正常，甲状腺无明显肿大，可选择含碘量较少的小黄鱼解馋，可以每周吃一次，烹饪时使用无碘盐。

海鲜的含碘量有天壤之别，呈现三个等级。虾米、虾皮等属于高碘含量海鲜；鳕鱼、扇贝等属于中等碘含量海鲜；三文鱼、小黄鱼等属于低碘含量海鲜，甲亢患者应该选择低碘含量海鲜。

五、甲亢性高血压患者该怎么吃？

甲亢性高血压患者的饮食需要避免高胆固醇的食物，减少动物油，最好是选择植物油烹饪。患者避免抽烟、喝酒，多食蔬菜及水果。避免姜、咖啡、可可等之类的热性食物，以及避免食用含碘量比较高的食物。平时多进营养丰富且清淡的饮食，如米粥、蛋类、瘦肉等。

六、甲亢合并糖尿病患者该怎么吃？

患者既有糖尿病又有甲亢，这在临床上很少见，也很矛盾，因为甲亢患者吃得多，身体虚弱，而糖尿病患者需要控制饮食，多吃一口，血糖会波动很大。因此，饮食管理应个性化、灵活化、动态化。

（1）合理控制食物的总热量和碳水化合物摄入量。根据患者的具体情况，增加碳水化合物的摄入，可以提高胰岛素敏感性和糖耐量。要注意增加饮食中碳水化合物的含量，保持总热量不变。如果总热量增加，很容易导致病

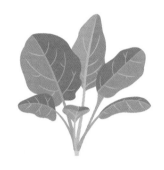

情恶化。以低糖、低热量的清淡饮食为主，限制淀粉含量高、高甜度食物的摄入，多吃新鲜果蔬，适当吃肉。严格控制患者的饮食结构，注意营养均衡。此外，告知患者要定时定量进食，少吃多餐。禁食辛辣、刺激性食物，禁止吸烟和饮酒。

（2）蛋白质供应要充足。糖尿病和甲亢引起的代谢紊乱会加速体内蛋白质的分解，蛋白质流失过多，容易出现负氮平衡。如果饮食中的蛋白质丰富，会增强身体的免疫力和抗病能力，从而使身体恢复健康。保证优质蛋白质摄入，多吃鸡蛋、瘦牛肉、黑芝麻、鱼和奶制品。每天牛奶的摄入量应该是固定的，以保证身体有足够的蛋白质来满足新陈代谢。睡前喝牛奶也可以促进睡眠。

（3）减少脂肪的摄入。严格限制肥胖患者的脂肪摄入。必需脂肪酸是人体新陈代谢的重要物质，必须从食物中摄

取。植物油是人类必需脂肪酸的重要来源。甲亢合并糖尿病患者应多吃植物油，尽量少吃或不吃动物脂肪和胆固醇高的食物，如动物内脏、全脂牛奶、蛋黄等，以防各种并发症。

（4）注意富含维生素的食物的供应。由于糖尿病患者限制主食和水果的摄入，避免使用单糖，如蜂蜜、各种糖浆、软饮料等，维生素来源不足。因此，饮食中应增加 B 族维生素的摄入。富含 B 族维生素的食物：肉类、豆类、蛋黄、菠菜、奶酪等。

（5）补充富含钙的食物。糖尿病患者在排泄时，尿液中也损失了大量的钙和磷，这主要是由于肾小管滤过率增加，钙和磷的重吸收减少。因此，应增加钙、磷供应，及时补充维生素 D，预防骨质疏松。多吃芝麻、黑豆、黑木耳、肝、瘦肉、豆制品。

（6）甲亢、糖尿病患者常伴有腹泻，纤维素供应过多会加重腹泻，应适当调整饮食结构。

（7）按时进食，少吃多餐，餐后适当运动，定期检查，控制血糖。

七、如何纠正甲亢引起的贫血？

甲亢时迷走神经活动减弱或交感神经活动增强，引起胃黏膜病变，导致胃酸不足，影响铁的吸收，使造血原料——铁缺乏，或因某些未明原因造成铁利用障碍，亦可致贫血。甲亢引起的贫血属于缺铁性贫血，可以服用铁剂补充，补铁改善缺铁性贫血，多吃蛋类、豆类、鱼肉类、家禽的肝脏、猕猴桃、菠菜、黑木耳等。

第十章 甲减患者的饮食

一、得了甲减，需要多补碘吗？

不少患者都以为甲减就应该补碘，多吃高碘食物，其实不全是这样的。甲减患者是否需要补碘，要看导致甲减的病因是什么。如果甲减是由单纯缺碘引起的（如地方性甲状腺肿引起的甲减），可在医生指导下适当补碘，食用海带、紫菜、碘盐、碘酱油、碘蛋和加碘面包。

如果甲减是由桥本甲状腺炎引起的，则要求低碘饮食，不吃海带和紫菜等高碘食物，因为碘过量会升高甲状腺过氧化物酶抗体（TPO-Ab）的浓度，诱发并加重自身免疫性甲状腺炎。

其他原因所致的甲减，如手术后、放射性[131]I治疗后，患者正常的甲状腺细胞减少，即使大量补碘仍无法合成足够的甲状腺激素。就像工厂车间的工人不足，即使原料再多，也无法制造出足够的产品。患者甲状腺功能的维持主要依靠外源性甲状腺激素的补充，是否补碘意义不大，所以正常饮食即可。

二、甲减患者应该怎么吃？

（1）吃高热量食物：甲减患者基础代谢率低下，大多畏寒怕冷，需要摄入充足的高热量食物以保证身体的热量供给。谷类食物含有丰富的碳水化合物，可以提供丰富的葡萄糖，属于高热量食物。

（2）吃高蛋白质食物：甲减时，胃肠道"工作"变慢，吸收蛋白质的速度也减慢，可能造成体内蛋白质不足。丰富的蛋白质可以改善全身的营养状况。每人每天蛋白质摄入量应为每千克体重 $1\sim1.2g$，比如一个 60kg 的成年人，1d 蛋白质的摄入量应该在 $60\sim72g$。蛋白质补充可选用蛋类、乳类，各种肉类；植物蛋白也可以，如各种豆制品、黄豆等。注意动物蛋白与植物蛋白都要吃。

（3）吃高维生素食物：甲减患者容易缺乏多种维生素，特别是维生素 A。甲减患者缺乏甲状腺激素，导致皮下胡萝卜素转化为维生素 A 的能力减弱。如果身体缺乏维生素 A，易造成夜盲症或暗光中视物不清、结膜或角膜干燥、皮肤干燥，还会影响骨骼生长发育，甚至提高消化道、呼吸道发生感染的概率。因此，应通过每天摄入各种新鲜蔬菜、水果，每周吃 $1\sim2$ 次猪肝来补充多种维生素。

（4）吃含铁、维生素 B_{12} 丰富的食物：甲状腺激素缺乏引起血红蛋白合成障碍，肠道对铁和叶酸的吸收也出现障碍，甲减患者相比正常人，更容易出现贫血，因此要积极预防贫血的发生，多吃富含铁质、维生素 B_{12} 的食物，比如动物肝脏（血脂过高的患者可通过其他途径补充铁）、瘦肉、猪血等，必要时补充叶酸及铁制剂。

（5）保证足够的膳食纤维：甲状腺激素有促进胃肠蠕动的作用，甲减患者因甲状腺激素分泌不足易出现腹胀、便秘。因此建议多摄入富含膳食纤维的食物，如全麦粉、糙米、燕麦、豆类、薯类、蔬菜、水果等。膳食纤维可促进胃肠道蠕动，而且能够在大肠中吸收水分，软化大便，从而防止便秘发生。

三、甲减的饮食禁忌有哪些?

甲减常伴高脂血症,故避免食用富含胆固醇的食物,如奶油、动物脑及内脏等。食用油每天不要超过 20g,花生米、核桃仁、杏仁、芝麻酱、火腿、五花肉等要少吃。

甲减患者不要吃寒凉的食物,甲减患者在发病后的症状就是怕冷、浑身无力,甲减患者要多吃些性温的食物。

甲减患者一定要少吃盐,因为甲减在发病后会出现黏液性水肿,从而引起手足肿胀、身体发胖,而比较咸的食物会导致水、钠潴留,使水肿的症状变得更加严重。

四、对甲减引起的肥胖,如何进行饮食调理?

(1)清淡饮食:由于甲减的患者通常会伴有食欲不振与消化不良的情况,因此建议尽量选择进食易消化的食物,避免高热量、高脂肪、高盐的食物。

(2)补充膳食纤维:膳食纤维可以增加机体肠道的蠕动,对减肥有一定的作用,患者可适当多吃膳食纤维丰富的杂粮,如土豆、红薯、小米、玉米等,以及含膳食纤维丰富的蔬菜,如黄瓜、苦瓜等。

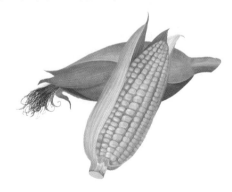

（3）补充含碘食物：碘是合成甲状腺激素必要的元素，因此建议甲减患者根据自身情况适量增加碘的摄入，如多吃海带、紫菜等，以促进甲状腺激素的合成，有利于减轻甲状腺激素缺乏造成的水肿。

五、如何纠正甲减引起的贫血？

（1）治疗甲减，可以选择在医生指导下服用左甲状腺素钠片，当患者的甲状腺功能恢复正常后，贫血的症状会慢慢地减轻。

（2）适当地给患者补充造血原料，如叶酸、铁以及维生素 B_{12}，可以帮助血红蛋白的恢复。

（3）适当地补充一些铁剂以及含铁量比较高的食物。含铁量比较高的食物包括动物的血制品、动物的肝脏，比如鸭血、鸡肝、鸭肝、猪肝等。瘦肉、鸡蛋当中也含有丰富的铁，而且易于吸收，可以适当多吃。

第十一章 甲状腺手术前后的饮食

一、什么情况下甲状腺需要做手术？

（1）明确有恶性结节。

（2）高度怀疑有恶性结节。

（3）结节迅速长大，或影响美观。

（4）结节对气管或食管有压迫症状，如出现呼吸困难、吞咽困难等。

（5）伴有甲亢，口服药物治疗无效。

（6）急性甲状腺炎伴有脓肿形成。

（7）本该待在颈部的甲状腺，却天生待在了胸骨后面，甲状腺还长出结节。

二、甲状腺术前怎么吃？

术前需要食用高蛋白、高热量、高维生素的食物，例如鱼肉、豆制品、蔬菜水果等，少量多餐，多饮水，禁用浓茶、咖啡、烟酒及辛辣刺激的食物。确定手术时间后须在术前禁食 8h，禁饮 2h。

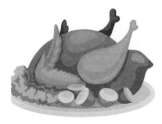

三、甲状腺术后怎么吃?

麻药清醒后可饮少量温水,无饮水呛咳、无呕吐,可逐渐进食流质饮食、半流质饮食、软质饮食。

(1) 流质饮食:流食是食物呈液体状态,包括米汤、稀藕粉、果汁、牛奶、菜汤、豆浆、清鸡汤、清肉汤等。

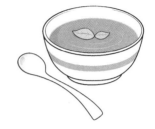

(2) 半流质饮食:是一种半流质状态,纤维素含量少,容易咀嚼和消化,营养丰富的食物,包括粥、面条、蒸鸡蛋羹、豆腐脑等。

(3) 软质饮食:是指质软、粗硬纤维含量少、容易咀嚼和消化的食物,包括软米饭、馒头、包子、面条和各种粥类。肉类应剁碎,菜应切细;蛋类可用炒、煮和蒸等方法;水果应去皮,香蕉、橘子、猕猴桃等均可食用。

(4) 行颈淋巴结清扫的患者禁高油、高脂饮食:禁食牛奶、蛋黄、各类肉汤、肥肉等含脂肪量高的食物,防止术后发生乳糜漏。

四、甲状腺术后手足发麻该怎么吃?

(1) 口服钙剂,同时还需要补充一定的骨化三醇,促进钙剂的吸收。

(2) 在使用药物补钙同时,进行食疗补钙,科学、安全。骨脂蛋白、牛奶、奶制品、豆类、豆制品、黑芝麻、绿叶菜都是含钙高的食物。吃含钙食物,避免食用坚果、肉食等含磷丰富食物,多吃维生素 D 含量高的鱼肝油、蛋黄及黄油。磷会与钙发生反应，影响钙的吸收。

（3）多晒太阳，每天不低于 2h 的阳光照射。但是需要注意的是，不能在太阳下暴晒，否则会适得其反。此外，隔着玻璃晒，紫外线透过率不足，不利于身体合成维生素 D，最好到绿化较好的户外环境享受日光浴。

（4）患者应定期检测血钙，以便调节钙剂和维生素 D 剂量，以达到合理的治疗目的。钙虽然是人体必需的，但补钙过多或补钙不正确，都会对人体造成负面影响。太过盲目补钙，也会增加患肾结石、心律失常的可能性。

五、甲状腺术后饮水呛咳该怎么吃？

当术后出现饮水呛咳时，不宜给流质饮食，须遵医嘱给予成形软食或糊状半流质饮食。如稀饭、面条、蒸红薯、蒸南瓜、豆腐等软食。

忌食：牛奶、豆浆、米汤、饮料、咖啡等流质食物，以免加重呛咳。

六、甲状腺术后乳糜漏该怎么吃？

在甲状腺手术过程中有可能会损伤胸导管（胸导管：全身最长的淋巴导管）及其分支，出现乳糜漏。

乳糜漏患者引流液中含有大量营养物质，其中含有大量的血清蛋白，所以充足的营养支持非常重要。

（1）饮食原则：无油无脂、高蛋白、高碳水化合物、高维生素饮食。如脱脂奶制品，豆制品，新鲜的蔬菜、水果，面粉，大米等。

（2）引流液＞500ml/d，禁食，给予足量的全胃肠外营养，包括脂肪乳、氨基酸、维生素等。以维持机体正常生理需要和促进疾病康复。

七、甲状腺术后咽喉肿痛该怎么吃？

在甲状腺切除术过程中，患者咽喉部位的黏膜受到各种因素的刺激产生炎症反应，造成黏膜水肿，气管组织在插管和拔管过程中受到创伤，都将导致患者在甲状腺切除术后出现咽喉疼痛。甲状腺术后咽喉痛是一种常见并发症。

应食用温凉的流食或者软食，忌食过烫、过硬、粗糙、辛辣、刺激的食物。

可以适量地多吃一些寒性的水果，可以吃柚子、猕猴桃、雪梨。可以食用冰糖熬梨水、蜂蜜调柚子水、金银花泡水、柠檬蜂蜜水，均有助于咽喉炎的恢复。或者是用新鲜的萝卜切碎之后进行榨汁，将生姜绞碎后榨汁，然后混合在一起，加入少量的白糖，适量地用开水冲饮，这样治疗咽喉肿痛有很好的效果。

八、甲状腺全切后是否需要终身禁碘？

不需要，因为甲状腺没了，碘也就发挥不了作用。如果把甲状腺当作是生产甲状腺激素的机器，碘就是原料，当机器罢工了，再多的原料都无法生产出产品，原料就会被当成垃圾排出体外。

这样是不是意味着可以"肆无忌惮"地吃高碘食物呢？答案是不可以。凡事适可而止，碘摄入太多仍然会有风险。虽然目前没有资料证实甲状腺全切后高碘摄入会产生什么后果，但从正常人高碘性甲亢的发病机制推测，甲状腺全切后，高碘摄入可能会增加残存的少量甲状腺的不良活动，这对甲状腺癌的预后是一个不安全因素。

九、甲状腺全切后能吃海产品吗？

可以吃，建议吃动物性海产品，因为这类食物，比如海参、带鱼等的含碘量并非很高；而植物性海产品，比如海带、紫菜等的含碘量要高很多。据统计，成人一天吃1.75kg的带鱼才能达到每日"高碘摄入"的标准，所以偶尔吃一顿是没关系的，但是需要注意的是，如果是术后需要做[131]I治疗，那么在做[131]I治疗的前一个月里，需要严格禁碘，不然治疗效果会大打折扣。

第十二章　甲状腺疾病的治疗及预防

一、甲状腺癌的高危人群有哪些？

（1）18～40岁是女性甲状腺癌高发的年龄。因为女性在这个年龄段，体内雌激素水平是最高的。

（2）45岁以上的中老年。

（3）有放射线接触史的人群。

（4）有甲状腺结节、桥本甲状腺炎的人群。

（5）有甲状腺癌家族史的人群。

二、如何有效预防甲状腺癌？

（1）东部沿海地带的居民，要加强甲状腺的体检，尽可能做到早期发现、早期治疗，以获得较好的治疗效果。

（2）要尽可能避开与甲状腺癌相关的环境污染物。接触污染物的职业人员，要做到加强个人防护，如穿戴口罩、面罩、防护服等。

（3）要定期进行甲状腺体检，尤其是成年的女性，甲状腺疾病发生率明显增高，应尽可能做到早期发现甲状腺疾病，进行针对性治疗。

（4）核电站人员及长期处于放射暴露下的医生等人群，要加强甲状腺的防护，预防甲状腺癌的发生。

（5）目前尚未有充分的证据显示碘过量或缺乏会导致甲状腺癌。但对于甲亢、桥本甲状腺炎的患者，需要低碘饮食。大家应结合自身甲状腺功能情况，在医生指导下有意识地平衡碘营养。

（6）超重或肥胖均能增加甲状腺癌及其他恶性肿瘤的发病率。因此，我们需要严格地控制体重，适当地锻炼身体，尽可能减少甲状腺癌及其他恶性肿瘤的发病率。

（7）妊娠期生理因素。育龄期妇女要做到备孕前及妊娠期进行甲状腺检查。

（8）维生素 D 缺乏。维生素 D 是身体所需的维生素，尤其对于女性很重要。适量地补充维生素 D，不仅能够满足身体所需，也能够预防多种癌症以及其他疾病的发生。维生素 D 是脂溶性维生素，若过多补充，可能导致维生素 D 中毒，因此其需要在医生指导下服用。

（9）精神、心理及遗传因素。要调整好心态，缓解自身压力，消除焦虑、消极情绪，改善心理健康状况。

（10）有甲状腺癌家族史的人群，要规律地进行甲状腺健康体检。

三、甲状腺结节患者吃中药能散结吗？

古书中没有"甲状腺结节"的记载。在中医里，有"瘿瘤"这一疾病，主要指的是颈前喉结两旁出现结块、肿大的一类疾病，这个发病部位类似于现在所说的甲状腺所在的部位。

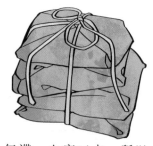

瘿瘤的病机关键主要有痰凝、气滞、血瘀三点。所以在治疗上，常用的药物有化痰散结药，比如海藻、海带、

昆布、浙贝母、夏枯草等；疏肝理气药如青皮、陈皮、木香、香附等，还有活血化瘀的中药，比如川芎、丹参、红花、桃仁等。临床上确实存在成功案例，部分的临床案例显示，喝中药后，甲状腺结节有的消失了，有的缩小了。但是，这并不代表所有的甲状腺结节都可以如此。从中医的角度说，每个人体质不同，生活方式和状态也不同，同样是甲状腺结节，病机也不尽相同。从西医的角度说，有一些结节是水肿型结节，有些是实性结节，结节的细胞组织结构也不完全相同。所以说，治疗的结果也是不一样的。

患者如果发现了自己有结节，最好还是去医院听取医生的专业诊断与建议。

四、甲状腺癌与内分泌紊乱有关吗？

近年来，甲状腺癌的发病率在全球范围内急剧上升，甲状腺癌发病因素明确的有两个：电离辐射和家族遗传因素，并未明确提出与内分泌紊乱相关。而甲状腺癌在女性中发病率较高是多因素造成的，推测有可能跟雌激素、孕激素水平有关。环境因素、社会心理因素均可能对甲状腺癌的发生产生影响。

现代社会中，吸烟、饮酒、环境污染加重、工作压力大、生活不规律、肥胖、缺乏运动、饮食不健康等因素均可能是造成甲状腺癌发病率升高的原因。

五、甲状腺全切后为什么还会复发、转移？

1. 第一次手术不规范、不彻底

大部分患者复发是因为病灶没有被切除干净，这也是传统开刀手术治疗甲状腺结节的弊端之一，由于开刀手术

是在肉眼下进行的，在开刀出血的情况下，难以分辨病灶部位，容易留下病灶，导致复发。

此外，淋巴结的复发、转移在手术后很容易发生。在某些情况下，若颈部外侧淋巴结没有被完全清除或根本没有被清除，复发、转移是不可避免的。

2. 术后管理不到位

甲状腺癌患者术后应终身服用左甲状腺素钠片，并控制促甲状腺激素（TSH）达到标准范围，以抑制和减少复发。然而，在临床实践中发现，一些患者不能坚持服药，导致复发。因此，患者应定期检查甲状腺功能及相关指标，并定期进行甲状腺彩色多普勒超声检查，以发现复发迹象并进行早期治疗。

3. ^{131}I 治疗未实施或术后不能实施

甲状腺癌的治疗需要综合治疗，术后^{131}I治疗也是其中之一。有些患者需要在手术后接受这种治疗，以完全杀死癌细胞，达到根治的目的。

但是，有些患者术后未进行^{131}I治疗，当发现有颈部转移的淋巴结时，就太晚了。如果患者未接受甲状腺全切除术，仍有残余甲状腺组织，患者接受^{131}I治疗是无效的。

六、甲状腺癌术后如何随访？

甲状腺癌术后随访最主要的是复查甲状腺功能和颈部彩超。

（1）甲状腺功能一般在甲状腺癌术后 1 个月左右复查，目的是调整甲状腺素的用量，如果调整药量了，可以再按调整后的药量用药 1 个月后复查甲状腺功能。具体增减药量需听从医生的安排，不可随意增减药量甚至停药。

（2）彩超检查的复查一般安排在术后半年。接下来 1 年左右复查一次甲状腺区及颈部淋巴结彩超。

（3）术后每两年复查胸片，必要时做颈胸部增强 CT。目的是看有无肺转移。远处转移中最常见的器官是肺，可能有少许的骨转移，一般不做其他检查。

（4）如果出现了持续性进行性加重的骨头疼痛，可以做全身骨扫描。

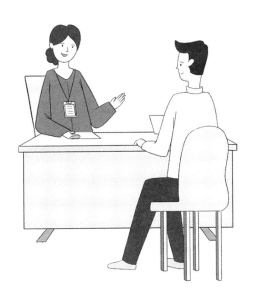

七、甲状腺癌术后为什么要做[131]I 治疗？

甲状腺癌根治手术只能切除手术中肉眼可见的甲状腺组织，在甲状腺周围仍可能有我们肉眼不可分辨的细微的甲状腺组织存在。[131]I 治疗可以清除术后残留的这些组织或细胞。

八、^{131}I治疗结束后短期饮食有哪些注意事项？

一般甲状腺癌^{131}I治疗结束后两周内需要进行忌碘饮食，这时饮食需要注意以下几点。

（1）尽量不吃加碘盐：买盐时注意查看成分表，成分表中没有"碘"，就是无碘盐。认准包装上的"无碘盐"字样，不要被"竹盐""低钠盐""健康平衡盐"等字眼迷惑。

（2）尽量不吃添加了盐的加工食品，如咸菜、火腿肠、香肠、肉松、薯片、豆腐干、辣条、面包、饼干。

（3）不吃海鲜、海产品：不吃海带、紫菜、海苔、虾贝类，因为其含碘量都很高。淡水鱼、淡水虾、淡水螃蟹含碘量不高，可以食用。

（4）可以吃鸡蛋：买的加工过的咸鸡蛋、咸鸭蛋不吃，因为这些大部分是碘盐腌制的。如果是自己买来的新鲜鸡蛋，由于没有加工过，是可以吃的。

（5）可以吃大豆制品：大豆制品是指酱油、豆奶、豆腐干等用大豆加工制作的食品（可能里面含有少量碘，影响不大，正常吃即可）。此外，豆油、大豆卵磷脂（一种保健食品）是可以正常吃的。

（6）不吃含碘的保健品和营养品：很多复合维生素、微量元素等都可能含有碘，购买之前需要先看清成分表。

^{131}I治疗完成2周后即可开始正常饮食，但是具体的恢复正常饮食时间还要依据治疗后复查的结果确定，因为一部分患者可能治疗后发生甲减，就要吃含碘高的食物。

九、什么是甲状腺微波消融术？

甲状腺微波消融术是运用冷循环微波技术，在B超引导下，精确制导，精准定位，超微创状况下，让病变组织产生生物高热效应，使结节、囊肿组织在热凝过程中脱水、凝固、凋亡、坏死，最后被机体自然吸收或排出，从而达到治愈甲状腺结节的目的。该方法可最大限度地保留甲状腺正常腺体，避免术后长期服用药物的窘境，大大提高了患者的生活质量。

十、甲状腺微波消融术的适应证有哪些？

（1）甲状腺单发或多发的良性结节，直径≥0.5cm。

（2）良性结节且明显存在与结节相关的症状，如颈部不适、疼痛、吞咽或呼吸困难等。

（3）外科手术残留的结节，或者残余正常腺体组织内新生结节。

（4）严重的瘢痕体质及有美容要求者。

（5）儿童甲状腺结节、准备受孕的女性甲状腺结节患者。

（6）高龄且合并心肺功能障碍不能耐受外科手术的患者。

（7）不愿意接受外科治疗的患者。

（8）晚期肿瘤患者改善生存质量的姑息性治疗。

十一、甲状腺微波消融术的禁忌证有哪些？

（1）颈部或远处发现癌细胞转移。

（2）癌灶短期内进行性增大（6个月内直径增大超过3mm）。

（3）病理学高危亚型（高细胞亚型、柱状细胞亚型、弥漫硬化型、实体/岛状型、嗜酸细胞亚型）。

（4）对侧声带功能障碍。

（5）严重凝血功能障碍。

（6）重要脏器功能不全。

十二、甲状腺微波消融术后的注意事项有哪些？

（1）冰敷：术后局部冰敷 2h。

（2）饮食：术后 1h 内禁食，1h 后少量进软食，慢慢过渡到正常饮食。忌烟、酒，辛辣饮食。

（3）日常注意事项：保持伤口清洁干燥，3d 后可撕下贴膜。注意避免用力咳嗽，咳嗽时适当保护伤口，应当避免颈部剧烈活动。术后 2 周内颈部肿胀均为正常现象，如有特殊不适，如颈部疼痛明显、肿胀持续加重、呼吸困难、嗓音持续嘶哑、吞咽困难、高热不退等，请及时联系医生。

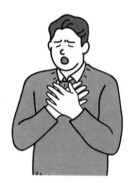

（4）定期复查：术后 6 个月回院复查，复查内容如下。①彩色多普勒超声检查。②甲状腺功能检查。③根据术中情况，可能还有其他检查，包括 CT、核素扫描等。

十三、什么是经口腔前庭入路腔镜甲状腺手术？

通过口腔内部做一个小切口，并在口腔建立一条狭窄的腔道，利用先进的腔镜设备将需要切除的甲状腺及其周围组织切除干净后，将切除组织通过特有的小口袋顺着腔道取出来。就像一条走廊堆积的很多物品通过小推车装运出去，最后整个走廊都清理干净了。

十四、经口腔前庭入路腔镜甲状腺手术的优势有哪些？

这种手术方式与传统甲状腺切除术相比较而言，优势在于切口部位在口腔内部，愈合后不会留下瘢痕，对外观未造成影响，且术后患者的颈部疼痛感和吞咽牵扯感明显轻于传统手术，甚至连类似于"口腔溃疡"的口腔疼痛感都没有。从心理层面来说，这种无痕的手术让患者更乐于接受，能更早地重建自信，更快恢复。当然，这一手术方式对于手术医生的操作技能要求更高，需要医生更为专业、熟练地掌握腔镜技术。

十五、经口腔前庭入路腔镜甲状腺手术前准备工作有哪些？

由于手术切口在口腔部位，手术准备期就需要注意口腔黏膜的保护，避免口腔溃疡、牙龈炎的发生。在完善相关术前检查后，术前 1～2d 常规洁牙，同时使用 0.2% 复方氯己定漱口液漱口（每 2h 1 次），含漱 5min/次，直至术前。患者每次含漱完后切勿立即用清水漱口，以免削弱漱口液杀菌效果。

此外，手术以前避免吃容易塞牙的食物，比如金针菇、鸡爪、牛骨头等，因为食物残渣容易造成牙结石、牙龈炎，甚至划伤口腔黏膜引起口腔感染。

十六、经口腔前庭入路腔镜甲状腺手术后，应该怎么吃？

手术期的营养问题也是促进快速康复的必要保障，术后饮食要遵循"勿烫、勿硬、少渣"的原则。为了保证营养的摄入，可以多吃高热量、高蛋白、富含维生素的食物，例如水煮蛋、鱼肉、虾肉，新鲜的蔬菜、水果，低脂牛奶、酸奶等，禁喝浓茶、咖啡等刺激性饮料，忌辛辣、刺激、油腻性食物，如水煮肉片、毛血旺、炸鸡等。

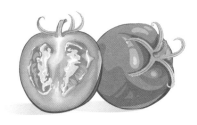

由于口腔内的手术切口小而隐蔽，手术后的饮食不会受到太多影响。手术当天，如果没有麻醉反应，患者就可以进食米汤、清粥以补充能量。

手术后的饮食遵照流质饮食、半流质饮食到普通饮食逐步过渡的进食原则。经口腔的手术与传统手术的饮食没有差异，只需做到及时饭前、饭后漱口，保持口腔卫生，无食物残渣即可。手术以后患者也可以正常刷牙，注意不要牵扯到手术切口处的缝线。

经口腔前庭入路腔镜甲状腺手术术后食谱见表12-1。

表 12-1　经口腔前庭入路腔镜甲状腺手术术后食谱

时间	早餐	中餐	水果	晚餐	备注
术后第1天	1. 小米粥 2. 米汤	1. 粥类 2. 蒸鸡蛋	1. 香蕉泥 2. 橙子汁	1. 稀饭 2. 蔬菜粥或瘦肉粥	1. 饮食均以温凉为主，忌过热、辛辣、过硬等刺激食物 2. 手术当日4~6h后可进少量温水、稀粥，如无饮水呛咳，每天可进水2000ml 3. 少量多餐
术后第2天	1. 豆浆 2. 牛奶 3. 小米粥 4. 稀饭	1. 面条/米粉 2. 皮蛋瘦肉粥 3. 蒸鸡蛋 4. 鸡蛋西红柿汤	1. 香蕉 2. 火龙果 3. 橙子汁 4. 猕猴桃	1. 家常豆腐 2. 白菜粥 3. 豆腐圆子 4. 米粥	
术后第3天	1. 豆浆+馒头/花卷 2. 牛奶+馒头/花卷 3. 小米粥+馒头/花卷 4. 稀饭+馒头/花卷	1. 面条/米粉 2. 软米饭+清蒸桂鱼 3. 软米饭+粉丝肉汤 4. 软米饭+豆腐炒肉末	1. 香蕉 2. 火龙果 3. 橙子 4. 葡萄	1. 软米饭+西红柿炒鸡蛋 2. 软米饭+清炒冬瓜 3. 软米饭+清蒸茄子 4. 软米饭+清蒸鲈鱼	
术后第4天	1. 豆浆+馒头/花卷 2. 牛奶+馒头/花卷 3. 酸奶+馒头/花卷 4. 红豆粥+馒头/花卷 5. 稀饭+馒头/花卷 6. 米粉/面条/水饺	1. 面条/米粉 2. 米饭+土豆丝+汽水肉 3. 米饭+鱼香肉丝+肉丸汤 4. 米饭+豆腐圆子+财鱼汤 5. 米饭+粉蒸排骨+鸡蛋西红柿汤 6. 米饭+黑木耳炒香干+蒸鸡蛋	1. 香蕉 2. 火龙果 3. 橙子 4. 葡萄 5. 猕猴桃 6. 苹果、梨	1. 米饭+番茄焖牛腩 2. 米饭+鹌鹑蛋烧肉 3. 米饭+鸡蛋炒西红柿 4. 米饭+千张炒肉 5. 米饭+茄子烧豆角 6. 米饭+小炒土豆片	

十七、甲状腺术后有哪些并发症？

1. 甲状旁腺功能减退

一般多发生于甲状腺全切术后，主要表现为术后出现低钙血症，患者主要表现为手足发麻、口周发麻或手足搐搦等。如果甲状旁腺功能为暂时性的减退，需要在一段时间内给予补充骨化三醇（主要用于促进人体吸收钙）和钙剂以缓解低钙症状。如果出现永久性甲状旁腺功能减退，则一般需要终身补充骨化三醇和钙剂。

2. 出血

多发生于术后 24h 内，发生率为 1‰～2‰，其中甲状腺癌术后出血的危险因素包括合并高血压、患者服用抗凝药物或者阿司匹林等。

3. 喉返神经损伤

多为喉返神经和肿瘤粘连、肿瘤侵犯，或者手术操作的原因导致的。单侧喉返神经损伤，可导致同侧声带麻痹，临床表现为声嘶。双侧喉返神经损伤后，两侧声带麻痹可立即发生呼吸困难和窒息。

4. 喉上神经损伤

喉上神经外侧支损伤后，环甲肌瘫痪，声带松弛、音调变低。喉镜检查时双侧声带无麻痹，发声时声带松弛。喉上神经内侧支损伤后，喉部黏膜感觉丧失，可引起误咽及呛咳，严重时可发生吸入性肺炎。

5. 出现感染

术后切口感染的发生率为 1‰～2‰，其中主要表现为出现发热，引流液浑浊，切口红肿、渗液，皮肤温度升高，局部疼痛伴压痛等症状。极少数患者可因感染导致颈部大血管破裂出血，从而危及生命。

6. 局部积液

该并发症的发生与手术范围的大小有关，一般而言，手术范围越大其发生率就越高。该症状的出现主要与术后残留无效腔有关。

7. 乳糜漏

通常见于颈部淋巴结清扫后，表现为引流量较多（多呈淡黄色清亮液）。若为乳白色透明液，称之为乳糜漏。

8. 其他并发症

如气胸（颈根部手术致胸膜破裂引起）、霍纳综合征（颈部交感神经链损伤）、舌下神经损伤引起伸舌偏斜、面神经下颌缘支损伤引起口角歪斜等。不过这些并发症的发生率较低。

十八、得了甲状腺疾病，能吃十字花科蔬菜吗？

十字花科蔬菜包括花白菜、花椰菜、球芽甘蓝、卷心菜、菜花、羽衣甘蓝、大头菜、萝卜、芥菜、芹菜、大豆等。

十字花科蔬菜之所以得到特殊的关注，是因为它含有硫代葡萄糖苷（简称"硫苷"）的代谢产物。硫苷被认为是抑制细胞增殖、有利于预防多种癌症的物质。流行病学研究发现，摄入十字花科蔬菜有

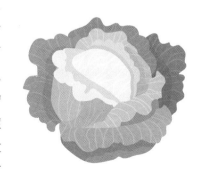

利于降低乳腺癌、肺癌、前列腺癌等癌症的风险。

但是，硫苷也是一种抗营养物质，它会抑制低浓度碘向甲状腺的运输。硫苷类物质在人体内水解成硫氰酸盐后，可竞争性抑制甲状腺对碘的吸收，从而使甲状腺激素生成障碍，引起甲状腺肿大，甚至甲减。这就意味着，在碘摄入不足的情况下，如果摄入大量十字花科蔬菜，会增加甲状腺肿的风险，同时也可能有发生甲状腺癌的风险。

所以，出现以下情况应该少吃十字花科蔬菜。

（1）因缺碘造成的地方性甲状腺肿：长期缺碘导致的甲状腺肿大，被称为大脖子病。十字花科蔬菜会影响甲状腺对碘的摄入，建议少吃。

（2）需要进行[131]I治疗的分化型甲状腺癌或甲亢患者：部分甲亢、分化型甲状腺癌患者可能需要接受[131]I治疗，此时应少吃这类蔬菜。

第十三章　甲状腺疾病患者备孕期与妊娠期

一、为什么女性易患甲状腺疾病？

甲状腺癌是常见的恶性肿瘤，但这种恶性肿瘤似乎有些"重女轻男"，且发病年龄呈年轻化趋势，而女性甲状腺疾病发病率较高的主要原因是女性一生中需要经过这几个重要时期：生长发育期（青春期和月经初潮）、怀孕期、分娩后的6个月内、围绝经期（绝经期）。女性的"经、孕、产、乳"等生理时期与肝经气血紧密相连，很容易出现心绪不畅的情况，这几个时期会导致女性雌激素水平受到大的影响，因此会导致女性甲状腺疾病的发病率较高。

二、备孕为什么要筛查甲状腺疾病？

甲减与尿促卵泡素和黄体生成素水平降低有关，这些激素是卵泡成熟和卵巢生成雌激素和黄体酮所需的。

如果备孕期间，甲状腺激素不足，出现甲减，可能会导致闭经、不排卵、肥胖等一系列问题，进而造成受孕困难。

即便成功怀孕，胎儿也无法从孕妇那里获得足够的甲状腺素，胎儿往往会出现发育迟缓、智力低下等。

所以，为了保证怀孕之后孕妇的甲状腺激素充足，孕前检查甲状腺是非常有必要的。如果怀孕之前没有检查甲状腺，在怀孕期间甲状腺疾病通常会变得更加严重，甲状腺激素对于胎盘和胎儿发育都很重要。

三、得了甲亢能怀孕吗？对胎儿有什么影响？

甲亢患者是可以怀孕的，但建议在甲亢良好控制后再怀孕。甲亢药物治疗的最大缺点是停药后有50％的概率会复发，一般发生在停药的半年到 1 年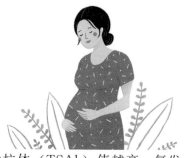内，促甲状腺激素受体刺激性抗体（TSAb）值越高，复发率越高。良好控制的标准是如果甲状腺不大或轻度肿大，经过规律治疗，用最小剂量（甲巯咪唑每天 5mg）维持半年以上，并且甲状腺功能一直维持在正常值范围，停药半年到 1 年甲亢没有复发，就可以怀孕了。如果甲亢控制不满意，建议采用手术或放射碘治疗，争取手术或放射碘治疗后半年到 1 年，甲状腺功能维持正常后，再考虑怀孕。甲亢女性怀孕存在一定风险，可能对母婴均不利。从优生角度考虑，甲亢未控制时不宜怀孕，应待甲亢治愈，再怀孕。

未控制的甲亢使妊娠妇女流产、早产、死胎、胎盘早剥等的发生率升高，所生育的孩子患有甲亢疾病的概率是非常大的。孩子出生后，处于生长发育阶段，胎中所患上的甲亢疾病会导致孩子身体功能及脑细胞受损，造成孩子身体发育不良，从而导致孩子身材矮小、体质衰弱等；还会严重影响智力，导致孩子注意力不集中、性格古怪、反应迟钝等。

四、甲亢患者妊娠期该怎么吃?

甲亢患者怀孕需要格外注意,很多患有轻度甲亢的女性通过药物也可以将甲状腺激素水平控制在正常水平内,从而顺利度过孕期,但如果中、重度患者药物治疗效果不好,病情没有得到有效控制,会增加流产的发生率,所以这类患者在日常饮食中也需要格外注意。

1. 首先要做到营养充足且均衡

女性妊娠后每天所摄入的食物除了维持自身代谢需要外,还要保证胎儿的生长发育,胎儿的营养完全靠孕妇从食物中获取。甲亢患者代谢快,热量消耗增多,如果补充营养不及时,长期处于营养不良的状态,胎儿无法获得充足的营养,可能导致发育迟缓、停止发育、胎儿畸形、早产等,所以甲亢孕妇营养充足且均衡是最基本的健康保证,但是要忌高碘海产品,如海带、虾皮、海米等。

2. 每日热量摄入量要高于正常孕妇 15%~50%

孕早期,基础代谢和孕前相同,但是随着胎儿的生长发育,基础代谢会逐渐增加。孕中期,甲亢患者对于热量和营养物质的需求高于正常孕妇,每日应该增加 345~450kcal 的热量摄入。

3. 每日摄入 100g 以上的蛋白质

甲状腺激素分泌过多时,蛋白质分解加速,排泄增加,很容易引起营养不良、腰酸背痛等症状,所以甲亢孕妈妈需要额外补充蛋白质,每日最好摄入 100g 以上的蛋白质。

4. 每日摄入叶酸 600μg

叶酸是一种水溶性维生素,对于细胞分裂和组织生长起重要作用,是胎儿大脑发育的关键营养素。孕前期以及整个孕期补叶酸，可最大限度预防胎儿神经管畸形。母体叶酸缺乏会导致胎儿神经管闭合不全，甚至造成无脑儿、胎儿智力低下、脊柱裂等出生缺陷。

5. 矿物质易消耗，限碘补锌

由于甲亢引起消耗过度，甲亢孕妈妈很容易出现矿物质缺乏的症状，特别是缺锌。缺锌会导致胎儿发育迟缓，容易生出低体重儿，甚至出现胎儿畸形，所以要重点补充富含锌的食物。瘦肉、蛋、奶、坚果类食物都是锌的良好来源。

6. 少吃咸的食物

过咸的食物一般含盐都比较多，妊娠期甲亢时，摄入过多的碘会加重病情。另外，盐中还含有大量的钠，身体摄入过多钠，血液中的钠和水会由于渗透压的改变渗入组织间隙中，形成水肿使血压升高。

五、甲亢患者产后该怎么吃？

因为产妇代谢快、哺乳等原因需要一定的碘，甲亢患者产后不需要一定食用无碘盐，可以从低碘盐中适当摄取碘，但尽量不吃含碘量高的食物。由于产妇需要营养，宜各种主食粗细搭配，应该保证同时多吃新鲜的蔬菜、水果、肉、蛋、奶，增加营养。

六、得了甲减，能怀孕吗？

甲减多发于女性，尤其是育龄期妇女。甲状腺分泌的甲状腺激素（T_3、T_4）不仅参与机体各种物质的新陈代谢，还对性腺的发育、成熟，维持正常月经和生殖功能具有重要作用，故甲减常伴有月经过多、生育能力降低等情况，同时自然流产和胎儿畸形发生率也会升高。因此育龄期女性要注重甲状腺功能的筛查，特别是有甲状腺疾病史和家族史，有甲状腺肿、甲状腺手术切除和¹³¹I治疗史，以及有自身免疫性疾病家族史的女性。

孕前甲减或亚临床甲减的育龄女性可采用药物控制甲状腺功能，一般口服左甲状腺素钠片，稳定TSH小于2.5 mIU/L达到2~3个月，可以妊娠。即使怀孕，由于甲状腺激素是生长发育所必需的，孕早期甲状腺激素不足就会造成胎儿神经系统发育障碍，导致呆小症；孕后期甲减，胎儿的生长发育迟缓。所以甲减患者要怀孕，前提是补足甲状腺激素。

七、甲减患者妊娠期该怎么吃？

1. 碘摄入要适量

碘是合成甲状腺激素的重要原料。孕妇对碘的需求量较普通人高。不少妊娠期甲减患者以为得了甲减，就应该进高碘饮食，其实不然，因缺碘引起甲减的患者理应加强碘摄入，但对于碘充足患者，过多摄入碘，反而可能导致甲减的加重。

如果妊娠期的甲减是由于单纯缺碘引起的，如地方性甲状腺肿引起的甲减，则可适当补碘，但记得需在医生指导下补充。如果妊娠期的甲减是由桥本甲状腺炎引起的，则要求低碘饮食，限制海带、紫菜及各种海产品的摄入，因为高碘饮食会增加甲状腺过氧化物酶抗体（TPO-Ab）的浓度，诱发并加重自身免疫性甲状腺炎。

2. 补充足量的蛋白质、钙质和维生素

甲减的孕妇摄入足够的蛋白质和钙，不仅能够使自身的体质有所提高，还能够促进胎儿骨骼的发育，也能够促

进胎儿大脑发育的完善，还有预防先天性疾病的作用。奶类含钙量高，是天然钙质最好的来源，也是优质蛋白质的重要来源。蛋白质和钙的补充还可选用蛋类、乳类，各种肉类、鱼类；植物蛋白也可以，如各种豆制品、黄豆等。

甲减患者容易缺乏多种维生素，特别是维生素 A。因为甲减患者的甲状腺激素缺乏，导致皮下胡萝卜素转化为维生素 A 的能力减弱，因此孕妇每日要摄入各种蔬菜及新鲜水果，以补充充足的维生素。对于孕妇，叶酸的补充更是不可缺少。

3. 限制富含胆固醇和高脂肪食物的摄入

由于代谢缓慢，妊娠合并甲减的孕妇常伴高脂血症，故应避免食用富含胆固醇的食物，如奶油、动物脑及内脏等。限用高脂肪类食品，如食用油每天不要超过 20g，花生米、核桃仁、杏仁、火腿、五花肉、乳酪等要少吃。

4. 预防贫血

甲状腺激素缺乏引起血红蛋白合成障碍，肠道对铁和叶酸的吸收也出现障碍，甲减患者相比正常人，更容易出现贫血。作为孕妈妈，应补充富含铁质、维生素 B_{12} 的食物，如动物肝（血脂过高的可通过其他途径补充铁）。平时注意多吃些瘦肉、猪血等，必要时还要服用纠正贫血的药物。

5. 低盐饮食

甲减患者由于黏液性水肿，常常手足肿胀、身体发胖。而孕妇由于体液循环受阻加上活动减少，也会发生手足肿胀的情况。因此，要控制盐分的摄入，过多会引起水、钠潴留而加重水肿。虽未严格要求限制食盐的摄入，但也要少吃偏咸的食品。

6. 保证足够的膳食纤维

甲状腺激素有促进胃肠蠕动的作用，甲减患者因甲状腺素不足而易出现腹胀、便秘，因此建议孕妇要多摄入富含膳食纤维的食物，如全麦粉、糙米、燕麦、豆类、薯类、蔬菜、水果等。膳食纤维可促进胃肠道蠕动，而且能够在大肠中吸收水分，软化大便，从而防止便秘发生。

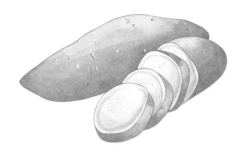

八、甲减患者产后该怎么吃？

甲减患者一般伴有高脂血症，产后不要过量进补，饮食要求参考甲减患者妊娠期饮食。分娩后，生理状况逐渐恢复到妊娠前水平，因此，产后要注意复查甲状腺功能，根据甲状腺功能检查结果，及时调整左甲状腺素钠片用量。一般说来，左甲状腺素钠片的用量可缓慢减到怀孕前的水平，减量时也需要对 TSH 进行监测。

九、孕妇患有甲减，对胎儿有什么影响？

甲减患者怀孕，容易发生流产或死胎率较高。女性患者甲减时月经常会过多、过频，如不治疗，可能导致不孕。

（1）甲减是可以遗传的，孕妇甲减有可能影响孩子智力发育。

（2）甲减对胎儿的影响比甲亢更大，胎儿的流产率和围产期死亡率升高。

（3）孕妇患甲减时，若用碘诊断和治疗，均可引起胎儿急性甲状腺肿大，压迫气管引起窒息，严重者可致死胎。

（4）孕妇体内长效促甲状腺素物质通过胎盘进入胎儿体内会导致胎儿先天性甲亢。

（5）母体患甲减时胎儿畸形时有发生。

（6）孕妇患甲减时，低体重儿、早产儿发生率升高，新生儿、围产儿死亡率升高。

十、甲状腺癌术后能怀孕吗？

甲状腺癌术后可以正常怀孕。由于补充甲状腺激素是甲状腺癌综合治疗的重要一环，因此不能停药，怀孕前后要到医院检查甲状腺激素水平。同时，甲状腺激素对小孩神经系统的发育和新陈代谢起重要作用，甲状腺癌术后会引起体内甲状腺激素减少，导致甲减，进而影响胎儿的智力发育。甲状腺癌术后应补充外源性甲状腺激素，如左甲状腺素钠片等，使促甲状腺激素（TSH）控制在 2.5mIU/L 以下，定期复查甲状腺功能，配合医生调整用药剂量。

十一、怀孕会影响甲状腺癌病情进展吗？

研究显示，绝大多数甲状腺癌患者在怀孕期间病情未发生进展或复发。即使有残留病灶，大多数年龄＜45 岁的甲状腺癌患者的远期预后也非常好。通常来说，年龄＜45 岁的甲状腺癌患者的 10 年疾病相关生存率是 $97\% \sim 100\%$。因此，对于绝大多数甲状腺癌患者来说，怀孕不会对甲状腺癌病情发展产生影响。

十二、甲状腺癌术后备孕，怎样吃才是正确的？

（1）恶性肿瘤患者术后每日从食物摄入的总热量一般争取不低于正常人的最低热量要求。因为恶性肿瘤患者体内蛋白质分解速度快，合成代谢功能降低，营养处于入不敷出的负氮平衡状态，故对蛋白质的需求量增加，而且应以优质蛋白为主，如鸡蛋、牛奶、肉类、豆制品等。

（2）烹调方法和进食方法要讲究，设法增进患者食欲。在食物的选择、制作、烹调上，应创造食物良好的外观性状，在"味、色、香、形"上下功夫，尽可能地适合和满足患者的口味、爱好和习惯。还要根据患者的消化能力，采取少量多餐、粗细搭配，流质、软食与硬食交替，甜咸互换等形式进餐。吃饭前，尽量避免油烟味等不良刺激。吃饭时要创造愉悦气氛，尽量与亲属同进食。

（3）营养要相对平衡，根据患者的需要，各营养素要相对适量、齐全，除充足优质的蛋白质摄入外，一般应以低脂肪、适量碳水化合物为主。注意补充维生素、无机盐、纤维素等，这些可从新鲜蔬菜和水果中获得。

（4）食谱结构要合理，癌症患者食谱切不可简单和单一。应该是品种多、花样新、结构合理，在制作食谱时，要尽可能做到清淡和高营养相结合，质软、易消化和富含维生素相结合，新鲜和食物寒热温平味相结合，供应总量和患者脏腑寒热虚实证相结合。最好在医生的指导下进行。

（5）多吃抗肿瘤的食物。做完手术之后，为了防止肿瘤的复发，平时要多吃一些具有抗肿瘤作用的食物，以及能够增强身体免疫力的食物。比如杏、萝卜、无花果、香菇、山药、大蒜、茯苓、泥鳅、金针菇、核桃、黑豆、石榴等。

（6）甲状腺饮食应遵循"低脂、低碘、温凉"的原则。建议甲状腺癌术后两周保持低脂饮食。低脂饮食是防止乳糜液产生的有效措施，可有效降低甲状腺癌术后可能的乳糜漏造成的健康危害，可进食茄子、胡萝卜、菠菜、豌豆等蔬菜，新鲜水果，大米、玉米等谷物。

（7）甲状腺癌患者饮食遵循"低碘"原则。高碘饮食，会让甲状腺癌细胞营养充足而生长得更快，因此要尽量选择含碘量低的食物。生活中选择无碘盐食用。

第十四章　甲状腺疾病对青少年的影响

一、甲状腺癌会遗传给孩子吗？

甲状腺疾病确实会有一定遗传因素，但是甲状腺癌有不同的分类，因而遗传性的情况也各不相同。

甲状腺癌分为以下几类：甲状腺乳头状癌、甲状腺滤泡状癌、甲状腺髓样癌、甲状腺未分化癌。

（1）甲状腺乳头状癌在临床上被发现有遗传倾向，但在医学上目前并未发现特别明确的基因导致它发生遗传，因此这并不是一个遗传病，共同的生活方式、暴露于同样的易感环境等都可能成为发病的干扰因素。

（2）甲状腺滤泡状癌和甲状腺未分化癌的后代发病率同平常人并无区别。

（3）甲状腺髓样癌分为散发性和家族性髓样癌，约30％的甲状腺髓样癌有非常明显的遗传倾向。在甲状腺髓样癌的患者中，如果发生了 RET 基因的突变，几乎 100％要发病。但也仅有 20％的比例会发生这种遗传。对于已经确诊的甲状腺髓样癌患者，均应检测体细胞 RET 基因有无突变。一旦发现突变，即可诊断遗传性甲状腺髓样癌，同时应对该家系成员进行筛查。如果没有发现 RET 基因突变，尤其病灶为双侧性或多灶性的年轻甲状腺髓样癌患者，可对其一级亲属进行降钙素激发实验。如实验结果阴性，则基本可排除遗传性甲状腺髓样癌的可能。

二、甲亢会遗传吗?

甲亢有一定的遗传性,就发病率而言,通常是女性的发病率高于男性。但这并不是说父母患有此病,子女就一定会患甲亢。遗传是指父母患有甲亢,孩子患病的概率可能相对会比较大,还有后天的因素也会影响患病率。

导致甲亢的常见因素有劳累、熬夜、精神紧张、工作压力大、孩子的学习压力大,再者饮食中如果含碘比较多也容易得甲亢,所以甲亢是先天遗传因素以及后天的生活因素综合导致。根据目前的临床研究,可能是后天的因素影响会更重要。

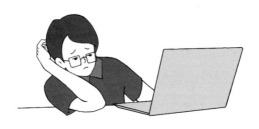

三、甲减会遗传吗?

甲减是可以遗传的,甲减的原因有很多。甲减分为原发性甲减、继发性甲减和甲状腺激素抵抗综合征。

原发性甲减是甲状腺本身系统的疾病造成的甲减,可以是遗传因素,或者是自身免疫因素引起的甲减,或者是甲状腺手术治疗或[131]I治疗引起的甲减。继发性甲减往往是中枢性甲减,是遗传因素造成的垂体瘤,垂体瘤增大侵犯了甲状腺轴引起甲减,或者是产后大出血引起席汉综合征,从而引起中枢性甲减。

甲状腺激素抵抗综合征原因不明，有部分原因也与遗传因素有关，是甲状腺素在外周发挥作用的时候与甲状腺素受体结合出现问题，或受体发挥作用出现问题，都可以出现甲状腺激素抵抗综合征，所以甲减可与遗传有关，与自身的基因有关。

四、青少年会得甲状腺疾病吗？

甲状腺结节在青少年中很少见，其发病率远低于成年人；但是，其恶性率要远高于成年人。在过去的几十年里，甲状腺癌在世界范围内的儿童及青少年中的发病率不断上升，而且 10 岁以后其发病率会随着年龄增长而不断增高。

五、孩子患甲状腺疾病是因为遗传吗？

父母其中一方有遗传性甲状腺髓样癌，携带突变的 *RET* 基因，那么子女的患病概率是 50％左右。由于遗传性的甲状腺髓样癌比非遗传性的甲状腺髓样癌发病早，如果小儿确诊甲状腺髓样癌，大部分都是遗传性的。一旦父母确诊甲状腺髓样癌，最好给孩子做基因检测。

六、甲状腺疾病青少年患者应该怎么吃？

1. 饮食多样化

青春期需要摄入高热量及营养丰富的食物，因此按照营养学的要求，1d 的膳食应该有主食、副食，有荤有素，尽量做到多样化。对于青少年甲亢患者还应适当增加热量。

主食组成中，除了米饭之外，要多吃面制品，如面条、包子、馒头、饺子和馄饨等，还应该在主食中掺玉米、小米、荞麦、甘薯、高粱米等杂粮。除主食之外，还要有一定的动物性食品、豆制品和果蔬，在所有饮食构成中，绿叶蔬菜应该占一半以上。主餐之外，要防止零食过多，并注意适当选择，尽量不要吃熏烤、油炸食品。

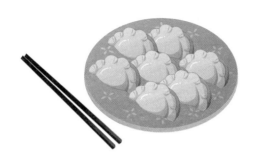

2. 安排好一日三餐

要安排好青少年的一日三餐，符合其生理功能和实际需要。早餐要选择高热量的食物，保证上午体力活动和脑力活动的需要。青少年比较理想的早餐应该是一杯牛奶，适量的新鲜水果和蔬菜，100g 左右的主食，如面包、馒头等含碳水化合物量较高的食物。午餐要有丰富的蛋白质和脂肪，因为午餐既要补充上午的能量消耗，还要为下午的消耗储存能量。午餐热量应为全天总热量的 35%～40%。晚餐以五谷类的食物和清淡的蔬菜为宜，不可食用过多的蛋白质和脂肪，以免引起消化不良而影响睡眠。在考试期间，应该提高膳食质量，多供给优质的蛋白质和类脂，补充维生素 A、维生素 B_1、维生素 B_2 及维生素 C，以补充高级神经系统紧张活动下的特殊消耗。

青少年应避免暴饮暴食、偏食、挑食及盲目节食，少吃零食，养成良好的饮食习惯。

3. 保证鱼、肉、蛋、奶和水果、蔬菜的摄入

青春期对蛋白质需求的增加尤为突出，每日达 80～90g，其中优质蛋白质应占 40%～50%，因此膳食中应该有足够的动物性食物和大豆类食物。

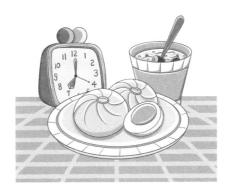

第十五章　服用左甲状腺素钠片的注意事项

一、什么是左甲状腺素钠片？

左甲状腺素钠片的主要成分是左甲状腺素钠，与人体自身合成的甲状腺激素结构几乎完全一致，主要用于甲状腺肿切除术后、甲减的替代治疗，甲状腺癌术后的抑制治疗等。

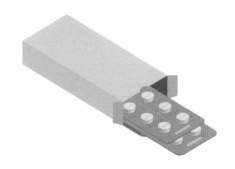

二、左甲状腺素钠片的优点有哪些？

左甲状腺素钠片具有效果好、长期获益、副作用小、服用简单、肠道吸收好、半衰期长、廉价等优点。它是一种人为合成的甲状腺激素，是机体所需要的一种激素，所以即使长期吃左甲状腺素钠片，也不用过于担心。

三、如何服用左甲状腺素钠片？

应于早餐前 0.5h，空腹将 1d 剂量、一次性用温水送服。

四、为什么要坚持每天同一时间服用左甲状腺素钠片?

左甲状腺素钠片如果被漏服或者服用时间经常紊乱,体内的激素水平也会跟着波动。内分泌失调的时候,人体便会呈亚健康的状态。所以要坚持每天按时服用左甲状腺素钠片,建立体内健康的微循环。

五、哪些食物可能影响左甲状腺素钠片的吸收?

左甲状腺素钠片不能与豆制品,奶及含铁、含钙的食物一起吃。与含铁、钙食物食用时间间隔 2h;与奶类、豆类食品食用时间间隔 4h。建议长期服用左甲状腺素钠片的患者,早餐不要喝牛奶、豆浆,可以吃一些面食。

六、哪些药物可能影响左甲状腺素钠片的吸收?

钙剂、铁剂、质子泵抑制剂、控制血糖的药物、雌激素类、胺碘酮、含碘造影剂、β受体阻滞剂(如普萘洛尔、倍他乐克等)、丙硫氧嘧啶、糖皮质激素等药物均会影响左甲状腺素钠片的吸收。所以,如果左甲状腺素钠片要和上述药物合用,需间隔至少 4h。开始、停用、增加、减少上述药物时,均应监测甲状腺功能,可能需要调整左甲状腺素钠片的剂量。

七、漏服左甲状腺素钠片怎么办?需要补服吗?

如果早餐前忘记服药,建议选择当日两餐之间(与两餐前后至少间隔 2h)或者睡前服用相同剂量的左甲状腺素钠片。甲状腺激素在身体里的半衰期是 7d,偶尔 1d 没有吃,对甲状腺功能影响不大,但不能"三天打鱼,两天晒网"，否则吃药无法达到补充甲状腺激素的效果。

八、服用左甲状腺素钠片，可能出现哪些副作用？

在医生指导下服用左甲状腺素钠片，绝大多数情况下是安全的。服用左甲状腺素钠片过量会引起药物性甲亢症状，如心律失常、心动过速、心悸、头痛、肌肉无力、皮肤潮红、腹泻、呕吐、月经紊乱、坐立不安、失眠、体重下降等。出现上述症状应及时就诊，根据甲状腺功能的检查结果调整左甲状腺素钠片剂量，症状即可逐渐缓解，所以要遵医嘱按时按量服药并定期复查。同样，左甲状腺素钠片不足量也会引起一系列甲减症状，如畏寒、乏力、手足水肿、记忆力减退、嗜睡、体重增加等。

九、复查当天抽血前，能服用左甲状腺素钠片吗？

复查当天抽血前可以服用左甲状腺素钠片，但如果第一次复查前服用了左甲状腺素钠片，建议之后每次复查前都服用左甲状腺素钠片，保证前后一致才能更好地去调整左甲状腺素钠片剂量，维持体内甲状腺激素水平的稳定。

十、妊娠期和哺乳期女性服用左甲状腺素钠片安全吗？

不管是在妊娠期还是哺乳期，左甲状腺素钠片在医生指导下服用，绝大多数情况下都是安全的，可以放心服用。但也不要忘了遵医嘱定期复查甲状腺功能，确保药物剂量合适。

第十六章　甲状旁腺

一、甲状旁腺是什么？

甲状旁腺是和人体钙、磷代谢密切相关的内分泌器官。甲状旁腺一般有 4 个，长在甲状腺的后面，有少部分人长在甲状腺内部或者其他地方。

二、甲状旁腺的作用是什么？

它最主要的功能就是产生一种叫甲状旁腺激素（PTH）的物质，这种物质具备三重作用：将骨头中的钙搬运到血液，促进肾脏对尿钙的重吸收，从而减少尿钙的排出，活化体内的维生素 D，从而增加肠道对钙的吸收，由此使人体的血钙保持在一定的水平。当甲状旁腺受损或切除后，就会导致 PTH 分泌减少，三重作用功能下降，引发低钙。甲状旁腺肿瘤切除后，也会引起一过性低钙，术后需短时补钙，等血钙恢复正常后，可逐步停止补钙。

三、什么是继发性甲状旁腺功能亢进？

是由肾衰竭引起的血钙降低、血磷升高，低钙血症长期刺激甲状旁腺增生肥大分泌 PTH 以平衡血液中的钙磷值。当甲状旁腺过度代偿分泌过多的 PTH，形成继发性甲状旁腺功能亢进症。

PTH 发挥升钙降磷的作用，溶解骨骼中的钙以补充血钙，因此出现骨痛、骨骼畸形、病理性骨折等症状；过多的血钙异位沉积到血管心瓣膜等软组织，则会引起心脑血管事件，约50％的慢性肾衰患者死亡原因为并发症继发性甲状旁腺功能亢进引起血管异位钙化导致的心脑血管疾病。

四、继发性甲状旁腺功能亢进透析患者如何科学饮食？

维持性血液透析是慢性肾病患者主要的治疗方式之一，通过血液透析能排出患者体内代谢产物与毒素等，从而改善其临床症状，延长患者生存时间。但随着维持性血液透析时间的延长，机体血浆中蛋白质不断流失，促使患者出现营养不良。此外，长期接受维持性血液透析的患者会出现甲状旁腺功能亢进，诱发高磷血症，影响疾病治疗效果。因此，加强透析患者的饮食尤为重要。

慢性肾脏病患者膳食指导总则：平衡膳食，在适当限制蛋白质摄入的同时保证充足的能量摄入。选择多样化、营养合理的食物。合理计划餐次及能量、蛋白质的分配。并根据患者生活方式、疾病分期、营养状况及经济条件等进行个体化膳食安排和相应的营养教育。总体原则是高热量、低蛋白、优质蛋白，适当补充维生素，低盐、低磷、低钾，控制液体摄入。

1. 透析患者应增加蛋白质摄入量及优质蛋白的比例

在规律血液透析以前，患者必须采取低蛋白饮食，因为肾脏排泄废物能力减退，蛋白质分解代谢的废物排不出，将成为尿毒症毒素，加重病情。规律透析后，人工肾可协助排出毒素；每次透析时，人体都会随透析液丢失部分蛋白，这时我们应当采取高蛋白饮食，摄入充足的优质蛋白质，以维持体内氮平衡，避免营养不良。

患者需要将奶类、蛋类或肉类、大豆蛋白等优质蛋白质食物作为蛋白质的主要来源，要限制米类、面类等植物蛋白质的摄入。不能再继续将大米或者馒头作为主食了，可选用土豆、藕、山药、芋头、南瓜、粉条等富含淀粉的食物替代普通主食。

2. 限制脂肪和胆固醇的摄入

长期血液透析常伴有脂肪代谢紊乱，应限制脂肪和胆固醇的摄入，以防加重高脂血症及动脉硬化。

在摄入量不变的情况下，可选择菜籽油、豆油、橄榄油等富含不饱和脂肪酸的食用油，适当减少黄油、红肉和家禽脂肪等富有饱和脂肪酸的食物摄入，有助于减少胆固醇，降低心血管疾病风险。同时，还应避免食用富含反式脂肪酸的加工类食品。脂肪占每日总热量的30%以下，以50~60g为宜，以植物脂肪为主。胆固醇每日应<300mg，以蛋清、鱼肉、禽类的白肉为优。

鼓励患者多食用植物油，建议血脂高的患者避免食用动物脂肪、内脏、肥鹅、奶油、全脂牛奶、奶酪、虾、贝类动物、蛋黄等。

3. 限制液体的摄入

到底应摄入多少水分呢？一个总的原则：量出为入，保持平衡。每日出量包括尿量、吐泻量、汗液、透析脱水量等。入量包括饮水量、食物中含水量、体内新陈代谢生水量的总和。

根据这个原则，按照每周透析次数，对摄入量进行划分：每周透析3次，全天摄入水分为前1d尿量加500ml；每周透析2次，全天摄入水分为前1d尿量加300ml；每周透析 1 次，全天摄入水分为前 1d 尿量加 100ml。

怎样衡量摄入量是否合适、体内水液是否达到平衡呢？一个最直接有效的方法，就是测量体重。透析间期即两次透析之间体重增长，控制在总体重的 5％ 以内为佳。例：一位体重 60kg 的患者，透析间期的体重增长不宜超过 3kg，平均不超过 1kg/d。

透析患者必须注意水分的来源，要尽量避免高水分的食物（汤、饮料、啤酒、果汁、面条、粥、水果、萝卜、绿豆芽、瓜类菜、白菜、油菜、莴苣、芦笋等）。

对于长期血液透析的肾病患者来说，限盐比限水更重要，应采取低盐饮食。避免以下高钠食物：腌制食品如腌肉、咸菜、咸鱼；加工肉类如香肠、火腿、培根、肉丸、肉罐头、猪肉脯；加工高盐食品如果脯、果干、饼干、水果罐头、汉堡、挂面、糕点；高盐调味料如豆瓣、味精、酱油、蚝油、番茄酱等。

4. 限制钾的摄入

从食物中摄取的钾从肾脏排出，而慢性肾功能衰竭的患者由于肾脏排泄功能受损，当摄入的钾无法从肾脏排出，会导致高钾血症（临床血清钾测定＞5.5mmol/L）。

高钾血症有哪些危害呢？血液中的钾太高会导致四肢无力、口舌发麻、心律不齐，甚至心脏骤停，严重时可导致死亡。因此，我们应当严格控制钾的摄入量，一般每日摄入 2～3g 为宜，预防高钾血症。

避免以下高钾食物：菠菜、紫菜、海带、冬笋、蘑菇、山药、肉类、薯类、咖啡、浓茶、鸡精、香蕉、橘子、莲子仁、红枣、奶粉、番茄酱。

5. 限制磷的摄入

高蛋白饮食会导致体内磷含量升高；钙摄入不足、活性维生素 D_3 合成减少，也会导致低钙高磷状态；由于肾脏排泄功能受损，排磷减少，最终导致高磷血症。高磷血症会引起肾性骨病，如骨痛、病理性骨折、肌腱断裂等；还会导致血管、皮肤软组织等钙化，继发性甲状旁腺功能亢进，皮肤瘙痒等，使病情进一步恶化。

几乎所有食物均含磷，所以透析患者应尽量选择含磷比较低的食物，避免摄入含磷高的食物。

避免以下高磷食物：蘑菇、紫菜和海带，黄豆、绿豆和小米，鱼虾（皮）、鳝鱼、糙米、糙面和奶粉，坚果、葡萄（干）、巧克力，汽水、可乐和茶叶。常见高磷食物含磷量见表 16-1。

表 16-1 常见高磷食物

食物类别	食物亚类别	食物名称	含磷量/(mg/100g)
调味品类	盐、味精及其他	酵母（干）	1893
坚果、种子类	种子	南瓜子仁	1655
乳类及乳制品	奶粉	全脂加糖奶粉	1018
鱼虾蟹贝类	鱼	丁香鱼（干）	914
谷类及谷类制品	小麦	麸皮	682
调味品类	酱	芝麻酱	626
饮料类	固体饮料	可可粉	623

避免以下含钾、含磷均高的食品：蘑菇、紫菜和海带，黄豆、绿豆和小米，绿茶、巧克力，葡萄（干）、番茄酱。

6. 补充钙剂、维生素

为什么要补充钙剂？肾脏受损后，正常分泌功能减弱，活性维生素 D_3 分泌减少，身体会缺少维生素 D 或对维生素 D 不敏感，导致钙吸收能力减弱，故应多食含钙食品，如骨头汤等。但补钙同时要注意限制磷的摄入。这里有个小技巧，在熬骨头汤或炖排骨时，应将其在清水中煮沸 3min 弃水后，再加水熬炖，可除去骨中磷 1/3～1/2。

为什么要补充维生素？在透析过程中，水溶性维生素，尤其是维生素 B 和维生素 C，极易随透析液排出体外，导致体内维生素缺乏。因此，应多食新鲜水果和蔬菜，来补充丢失的维生素。同时，注意水分控制。

富含钙的食物：牛奶及食用乳制品（如奶酪）、豆制食品、甘蓝或莴苣等绿叶蔬菜。

富含维生素食物：鱼肉、奶油、动物肝脏、牛奶。

导致钙质流失的食物：咖啡、炸鸡、汉堡。

妨碍钙质吸收的食物：汽水。

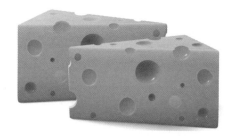

五、甲状旁腺手术后，需不需要补钙？

需不需要补钙，首先判断自己是否缺钙？最简单的做法就是抽血测血钙水平，一般血钙＜2mmol/L 被认为缺钙。

其次，根据临床表现判断。缺钙是否出现临床表现取决于血钙下降的速度、程度及其持续的时间，且个体差异大，轻者可无症状，重者可危及生命，主要包括以下几个方面，但不要强行对号入座。

（1）急性表现。突然出现典型的手足抽搐等现象，这主要是因为手术切除了部分甲状旁腺，导致PTH下降引起急性的低钙血症。

（2）肌肉、神经和精神表现。主要表现为疲乏、烦躁，精力不集中，四肢及口角麻木，可出现神经肌肉兴奋性增高表现，如手足抽搐、痉挛和哮鸣，支气管痉挛和哮喘等肌肉痉挛现象。

（3）营养不良、胃肠道表现。皮肤干燥、无弹性，毛发稀疏、枯萎，指甲易脆，食欲减退、腹泻、便秘等。

（4）骨骼、心血管表现。可出现骨痛、病理性骨折、心脏传导阻滞等心律失常，严重者可出现室颤。

出现以上症状提示需要补钙。

六、如何科学补钙？

科学合理补钙是硬道理，遵循低剂量、个体化补钙原则。由于甲状旁腺手术后导致低钙的主要原因是PTH减少，国内目前还没有针对性补充PTH的药物，所以大多数情况下是采用对症治疗。

（1）食物补钙。中国营养学会制定成人每日钙摄入推荐量800mg，绝经后妇女和老年人每日钙摄入推荐量为1000～1200mg，以维护骨骼健康。我国成人平均每日饮食中获钙约400mg，日常膳食中宜多食含钙量高的食物。常见食物含钙量见表16-2。

表 16-2　常见食物的钙含量

食物名称	含量/(mg/100g)	食物名称	含量/(mg/100g)	食物名称	含量/(mg/100g)
虾皮	991	牛奶	104	黄鳝	42
河虾	325	豌豆	97	花生仁	39
豆腐干	308	绿豆	81	胡萝卜	32
紫菜	264	芹菜	80	黄瓜	24
黑木耳	247	冬菇	55	橙	20
蟹肉	231	鸡蛋	48	梨	11
黄豆	191	鹌鹑蛋	47	玉米	10
油菜	108	大白菜	45	苹果	4

另外，人体皮肤表层的 7-脱氢胆固醇在受太阳紫外线照射时，转化为维生素 D_2、维生素 D_3，然后经过肝脏、肾脏，加上在各种转化酶的帮助下，可以转变为具有活性的维生素 D_3，促进钙的吸收，所以多晒太阳对补钙也有一定帮助，但不宜直晒、时间不宜过长。

（2）静脉补钙。当出现手足抽搐等症状时，应立即前往医院静脉补钙。

（3）口服补充钙剂。目前市场上的口服钙剂常规分为无机钙、有机钙两种，其优缺点见表 16-3，但需要注意的是，这里是指元素钙，而不是钙剂的量，各种钙剂中元素钙的含量不尽相同。其他种类的钙剂包括葡乳醛酸钙、葡萄糖酸钙和乳酸钙（分别为 6.6％、9％和 3％），含钙量均较低，一般不常用于甲状旁腺功能减退引起的低钙血症的治疗。

表 16-3　目前市场上常用口服钙剂分类及优缺点

钙剂分类	代表药物	优点	缺点	注意事项	与其他药物、食物的关系
无机钙	碳酸钙	含钙量高	胃肠道刺激较大，易引起便秘	需要胃酸解离，餐时服用好	1. 避免与含草酸较高的食物同时服用，如菠菜、咖啡、茶水等，影响药物吸收
有机钙	枸橼酸钙	胃肠道刺激较小，不易引起便秘	含钙量低	不需要胃酸解离，任何时间可服用，适用于胃酸较少者，尤其是质子泵抑制剂治疗患者	2. 不宜与奶制品、豆制品同时服用，引起消化不良 3. 避免与抗生素如四环素、异烟肼等氧化物同时服用 4. 碳酸钙不宜与抑酸剂、铁剂同时服用

　　（4）补充活性维生素 D 或类似物。对于甲状旁腺手术患者而言，缺钙主要原因是甲状旁腺激素减少导致体内维生素 D 活化障碍，单纯补钙是远远不够的，更应加强对活性维生素 D 制剂的补充，以促进机体对钙的吸收。常用药物有骨化三醇和阿法骨化醇两种（表 16-4）。一般而言，活性维生素 D 制剂成人每天补充 $1\sim2~\mu g$。像骨化三醇之类的药物，它省去了肝脏、肾脏的加工过程，特别适合老年人、肝肾功能不全的人群补充活性维生素 D，以促进钙的吸收。

表 16-4   目前市场上常用口服维生素 D 制剂

药物	常用剂量	起效时间/d	停药后作用消失时间/d
骨化三醇	0.25～2μg/d	1～3	2～3
阿法骨化醇	0.5～3μg/d	1～3	5～7

七、如何调整钙剂和维生素 D 的剂量?

建议在稳定服用 3～5d 钙剂和维生素 D 制剂后,检查血钙和血磷:血钙目标是达到 2.1～2.3 mmol/L,血磷目标是达到 1.2～1.5 mmol/L。在这两个目标中首先满足血钙,如果未达标应先增加维生素 D 制剂的补充量。如果增加维生素 D 制剂的补充量,血钙能达标,但是血磷过高的话,可以适当减少维生素 D 制剂的量,同时增加钙剂的补充量。这样逐步根据血钙和血磷检测值对用药剂量进行微调,逐渐使患者血钙和血磷达到目标要求。

八、常见补钙菜肴有哪些?

提到补钙,大多人想到的是牛奶或钙片,很少有人知道一些家常菜也是补钙高手。或许这些食材的含钙量并不是最高的,但"一个好汉三个帮",钙能否被人体顺利吸收也需要其他营养素的帮忙。这些家常菜正是因为搭配科学,才得以发挥很好的补钙作用。

1. 醋熘小油菜

不少绿叶菜的补钙效果很好。而醋有利于钙从不溶状态变成可溶状态,促进钙的吸收利用。此外,小油菜中还含有大量有助于钙吸收的矿物质和维生素 K。

2. 豆腐炖鱼

豆腐是大家熟知的高钙食物，只要吃 200g 豆腐，就可以满足 1d 钙需要量的 1/3。而鱼肉中丰富的维生素 D 能加强人体对钙的吸收。因此，豆腐炖鱼，不仅味道鲜美，还能补钙健骨。需要提醒的是，选豆腐时要选含钙量较高的南豆腐或北豆腐（北豆腐是由卤水或酸浆点制，水分较少，口感稍粗糙；南豆腐是由石膏点制，水分充足，口感更滑更嫩）。

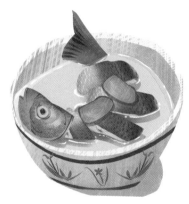

3. 芝麻酱拌菠菜

芝麻酱是钙的"宝库"，每 100g 含钙 870mg，高于豆类和蔬菜。而菠菜中富含的维生素 K 是骨钙的形成要素，如果在补充钙的同时增加维生素 K，可以大大提高补钙的效果，促进钙沉积在骨骼当中。芝麻酱拌菠菜，香而不腻，是很好的补钙凉菜。

4. 黄豆炖猪蹄

黄豆钙含量丰富，而猪蹄中含有的丰富胶原蛋白，可以作为钙沉积的骨架，更有利于黄豆中钙的吸收。需要提醒的是，猪蹄中饱和脂肪含量较高，不宜常吃。

5. 青椒炒鸡蛋

鸡蛋含有优质蛋白，其钙含量也较高，而青椒中富含维生素 C，两者一块炒，不但色泽美观，还能提高钙的吸收率。

参 考 文 献

[1] 李尤佳,关海霞. 促甲状腺激素参考范围的影响因素[J]. 国际内分泌代谢杂志,2017,37(2):90-93.

[2] 单忠艳,滕卫平. 碘对甲状腺疾病和代谢作用的再认识[J]. 中华医学杂志,2023,103(5):315-318.

[3] 余薇. 甲状腺功能指标与生化指标检查在 Graves 病甲状腺功能亢进诊断中的临床意义[J]. 基层医学论坛,2022,26(10):97-99.

[4] 梁坤龙. 妊娠期检测甲状腺功能指标的临床意义[J]. 深圳中西医结合杂志,2021,31(14):93-94.

[5] 金铁峰,潘宗富,张李卓,等. 桥本甲状腺炎与甲状腺癌关系的研究进展[J]. 中国医药,2022,17(5):776-779.

[6] 鲍佳卉,邹俊杰. Graves 病发病免疫学机制研究进展[J]. 临床军医杂志,2021,49(1):111-113.

[7] 陈洪娇,张娜,王丽娜,等. 甲状腺功能亢进症患者生活质量及其影响因素分析[J]. 中华地方病学杂志,2021,40(3):235-239.

[8] 张君宜,伍学焱. 甲状腺功能减退症与认知功能损伤的相关性[J]. 中华医学杂志,2023,103(5):378-382.

[9] 樊玉霞,燕豪,姜娜娜,等. 碘营养状况和尿碘浓度与甲状腺乳头状癌的关系[J]. 郑州大学学报(医学版),2021,56(2):153-156.

[10] 李海燕,白雪丽. 心理调护与饮食护理对甲状腺手术患

者情绪及生命体征的影响[J]. 养生保健指南,2021
(20):204.

[11] 阮天音,何富乐. 浅谈甲状腺结节的饮食调理[J]. 东方
药膳,2021(17):55.

[12] 彭裕霞,彭静君,黎昱昱,等. 36例经口甲状腺手术的饮
食管理[J]. 健康女性,2021(30):22-23.

[13] 李蓉. 甲状腺疾病患者饮食护理干预措施分析[J]. 东
方药膳,2021(2):130.

[14] 孔令泉,伍娟,黎颖,等. 钙剂摄入不足和(或)维生素D
缺乏/不足相关甲状旁腺功能增强和亢进症的转归与防
治[J]. 中华内分泌外科杂志,2021,15(4):337-341.

[15] 王美丽. 妊娠期甲状腺疾病管理[J]. 中国保健营养,
2017,27(4):305-306.

[16] 李伟. 妊娠期女性甲状腺功能检测的应用价值[J]. 中
国现代医生,2022,60(19):43-45.

[17] 潘元伟. 妊娠期甲状腺疾病的筛查及治疗[J]. 母婴世
界,2021(11):87.

[18] 宋荣华,张进安. 青少年甲状腺疾病的特点和管理[J].
中国实用内科杂志,2021,41(2):107-111.

[19] 蔡婵俊. 超声联合甲状腺结节穿刺在甲状腺良恶性结
节诊断中的应用[J]. 医疗装备,2022,35(21):24-26.

[20] 申淑霞,刘书芳,杨改景,等. 超声TI-RADS分级对甲
状腺结节良恶性的诊断价值[J]. 临床医学,2021,41
(3):66-68.

[21] 徐超凡,郭超. 地中海饮食科学化发展的研究进展[J].
中国健康教育,2022,38(4):348-352.

附　录

缩略词表

缩写	英文全称	中文全称
ECT	emission computed tomography	发射计算机断层显像
ESR	erythrocyte sedimentation rate	红细胞沉降率
FT3	free triiodothyronine	游离三碘甲状腺原氨酸
FT4	free thyroxine	游离甲状腺素
hCG	human chorionic gonadotropin	人绒毛膜促性腺激素
L-T4	L-Thyroxine	左甲状腺素
PTH	parathyroid hormone	甲状旁腺激素
T_3	triiodothyronine	三碘甲状腺原氨酸
T_4	thyroxine	甲状腺素
TgAb	thyroglobulin antibody	甲状腺球蛋白抗体
TPO-Ab	thyroid peroxidase antibody	甲状腺过氧化物酶抗体
TRAb	thyroid stimulating hormone receptor antibody	促甲状腺激素受体抗体
TRH	thyrotropin releasing hormone	促甲状腺素释放激素
TSAb	thyroid stimulating hormone receptor-stimulating antibody	促甲状腺激素受体刺激性抗体
TSH	thyroid-stimulating hormone	促甲状腺激素